# 把自己照顾好

## TAKE CARE OF YOURSELF

### 健康是一项系统工程

杜雪金◎编著

上海科学技术文献出版社

Shanghai Scientific and Technological Literature Press

**图书在版编目（CIP）数据**

把自己照顾好：健康是一项系统工程／杜雪金编著．
—上海：上海科学技术文献出版社，2023
ISBN 978-7-5439-8747-0

Ⅰ．①把… Ⅱ．①杜… Ⅲ．①保健—普及读
物 Ⅳ．① R161-49

中国国家版本馆 CIP 数据核字（2023）第 028154 号

责任编辑：张　树
助理编辑：仲书怡
封面设计：留白文化

把自己照顾好：健康是一项系统工程
BA ZIJI ZHAOGU HAO: JIANKANG SHI YIXIANG XITONG GONGCHENG
杜雪金　编著
出版发行：上海科学技术文献出版社
地　　址：上海市长乐路 746 号
邮政编码：200040
经　　销：全国新华书店
印　　刷：商务印书馆上海印刷有限公司
开　　本：720mm×1000mm　1/16
印　　张：9.25
字　　数：142 000
版　　次：2023 年 3 月第 1 版　2023 年 3 月第 1 次印刷
书　　号：ISBN 978-7-5439-8747-0
定　　价：58.00 元

http://www.sstlp.com

# 目　录

自　序……………………………………………………………………001

　　（一）健康很重要…………………………………………………001

　　（二）健康是一项系统工程………………………………………004

　　（三）健康靠自己…………………………………………………005

　　（四）把自己照顾好能节约公共医疗资源，让医生有更多时间服务

　　　　　其他人………………………………………………………006


一、健康的标准…………………………………………………………001

　　（一）西医的健康标准……………………………………………001

　　（二）中医的健康标准……………………………………………002

　　（三）健康的简单判据……………………………………………003


二、保持清新空气，确保呼吸安全……………………………………005

　　（一）家里的装修污染……………………………………………006

　　（二）厨房里的油烟污染…………………………………………007

　　（三）汽车里的污染………………………………………………009

　　（四）学校里的污染………………………………………………010

　　（五）办公室里的污染……………………………………………011

　　（六）扬尘产生的污染……………………………………………012

　　（七）生活中意想不到的污染……………………………………013

### 三、管控好吃喝，避免病从口入 ......015

#### （一）餐桌上的选择，养成饮食好习惯 ......015

1. 少吃油炸食品 ......016

2. 少吃腌制食品 ......018

3. 不吃难消化的食物 ......020

4. 尽量不吃生肉 ......020

5. 细嚼慢咽好处多 ......021

6. 吃的顺序 ......022

#### （二）厨房里的养生 ......023

1. 控油饮食对控制体重很重要 ......023

2. 控盐饮食对控制血压非常重要 ......023

3. 菜肴里多加葱姜蒜 ......024

4. 早餐喝粥很养胃 ......025

5. 每天吃适量的蔬果 ......026

6. 关注食物的营养 ......030

7. 饮食的多样化 ......031

#### （三）喝茶的讲究 ......033

1. 茶叶有品位，更要讲究适应性 ......033

2. 喝非茶叶茶也是一个很好的选择 ......037

#### （四）酒要少喝 ......042

1. 喝酒伤身有科学根据 ......042

2. 过量饮酒的危害大 ......042

3. 酒难戒就少喝一点 ......044

4. 家中备点药酒，有时确实方便 ......045

#### （五）适度饮水，少喝饮料 ......047

1. 清晨起床后喝一杯水稀释血液，降低黏度 ......047

2. 餐前补水养胃 ......047

3. 多喝看不见的水 ......048

4. 控制糖分摄入，少喝饮料 ......048

5. 高强度运动后建议喝运动饮料 ......049

6. 关于喝水的一些误解 ·······049

（六）吃喝的温度 ·······051

1. 吃热菜热饭,但不是烫嘴的饭菜 ·······051

2. 不吃冷饮,多喝温热的饮料 ·······052

3. 吃水果也要有温度 ·······055

**四、做好个人卫生** ·······056

（一）勤洗手 ·······056

（二）勤洗澡、勤换内衣 ·······057

（三）便后洗屁股 ·······058

（四）勤修指甲 ·······058

（五）牙齿护理 ·······059

（六）不染发、不染指甲 ·······059

（七）不抽烟 ·······059

（八）房间通风 ·······060

**五、穿衣的讲究——除了美饰、保暖还有安全** ·······061

（一）避免衣着携带的污染 ·······061

（二）穿得暖和是正选 ·······062

（三）局部的保暖不可忽视 ·······063

（四）衣着的松紧、长短也是重要的事 ·······064

**六、要有高质量的睡眠** ·······065

（一）顺应自然节律早睡早起 ·······065

（二）要有一个好的睡眠环境 ·······066

（三）睡觉前泡脚有助眠作用 ·······067

（四）睡前忌讳 ·······068

（五）睡眠姿势的讲究 ·······068

（六）自我催眠入睡 ·······069

（七）按摩助眠 ·······070

（八）运动助眠 —————————————————— 070

（九）睡觉是大补药,睡个午觉也很好 —————— 071

七、适度运动 ————————————————————— 072

（一）运动好处多 ———————————————— 072

（二）温度适宜时多到户外运动 ——————— 073

（三）提倡有氧运动 —————————————— 074

（四）注意运动中的保暖 ——————————— 075

（五）用短暂的间隙运动避免长时间的固定姿势的损伤 —— 076

（六）运动的多样性使"闲置"的肌肉得到锻炼 —— 076

（七）饭后百步走 ——————————————— 077

（八）冷水洗澡要注意的问题 ————————— 078

八、健康的心理调适 ——————————————— 079

（一）心理对健康的影响巨大 ————————— 079

（二）知进退,理智处事 ———————————— 080

（三）宠辱不惊,让时间消化一切 ——————— 081

九、生殖健康 ——————————————————— 083

（一）适当的性生活有益健康 ————————— 083

（二）纵欲会致早衰 —————————————— 084

（三）节欲有益于优生 ————————————— 085

（四）避免高风险性行为 ——————————— 085

十、一些疾病的防范 ——————————————— 087

（一）心猝的自救 ——————————————— 087

1. 西医心肺复苏的困局 —————————— 087

2. 中医心猝自我救助的方法 ———————— 088

（二）中风（脑梗与脑出血）的防范 —————— 088

1. 脑梗与脑出血的区别 —————————— 088

2. 脑梗的对应：有症状即送医 ———————————— 089

3. 脑出血的防范 ———————————————————— 089

（三）糖尿病的防范 —————————————————— 090

1. 糖尿病的类型 ———————————————————— 090

2. Ⅰ型糖尿病的防范 ————————————————— 091

3. Ⅱ型糖尿病的防范 ————————————————— 091

4. Ⅱ型糖尿病的自我治疗 ——————————————— 092

（四）高血压的防范 —————————————————— 093

1. 控制盐的摄入量 —————————————————— 093

2. 加强体能锻炼 ———————————————————— 093

3. 控制体重 —————————————————————— 093

（五）颈椎病和五十肩的防范 ————————————— 094

（六）痔疮的防范 —————————————————————— 094

1. 坚决做到辛辣忌口 ————————————————— 095

2. 防止便秘 —————————————————————— 095

3. 痔疮的穴位按摩治疗 ———————————————— 096

4. 痔疮的经结按摩治疗 ———————————————— 097

（七）感冒的防范和应对 ———————————————— 097

1. 认识感冒 —————————————————————— 098

2. 及时看医生 ————————————————————— 099

3. 降低感冒并发症的方法 ——————————————— 100

4. 流感防范的技术措施 ———————————————— 102

5. 感冒中痰阻的应对 ————————————————— 103

（八）防止中暑（日射病） —————————————— 104

十一、自我保健 ————————————————————— 105

（一）按摩保健 ———————————————————— 105

1. 按摩的原理 ————————————————————— 105

2. 按摩的手法 ————————————————————— 106

3. 保健按摩的重点部位 ———————————————— 106

（二）艾灸 ......112

  1. 艾灸的灸法 ......112

  2. 艾灸的器具 ......113

  3. 艾灸保健的主要穴位 ......114

（三）拔火罐 ......116

  1. 火罐的分类 ......116

  2. 火罐用法 ......116

  3. 火罐与其他方法的结合 ......117

  4. 拔罐禁忌证 ......118

  5. 几个常用的保健拔罐法 ......118

十二、绿色疗法，看病选中医还是选西医 ......120

（一）中医西医都是好东西 ......120

（二）中西医诊断方法对比 ......121

（三）看病选中医还是选西医是一个有冲突的问题 ......122

  1. 安装支架并不是冠心病的合理治疗方案 ......123

  2. 儿童咳嗽的治疗 ......124

  3. 肠梗阻要不要开刀 ......125

  4. 失眠顽症看中医 ......125

十三、医改畅想 ......127

后记 ......132

# 自　序

## （一）健康很重要

健康是个人的大事、家庭的大事、单位的大事，也是国家的大事。

从个人角度讲，只有身体健康，你才可能有正常的学习、工作、生活，可以和家人共享天伦，可以旅行看世界，可以和人交往做朋友……一个人如果没有健康，他就很难投入紧张的工作，很难享受美好的生活，干不了什么营生，事业、爱情、理想、幸福、快乐就会很遥远。健康是个人生活和事业的基础，是一件必须认真对待的大事。

从家庭的角度讲，每一位家庭成员都健康，就可以有各种美好的憧憬，可以共同陪伴孩子的成长，可以共同享受家庭的建设，可以共同分享家庭成员各自的进步，可以共同分享每一位成员的每一个美好事情，这就是一个充满活力和朝气的家庭。一个家庭如果有一个长期患病的亲属，这个家庭就会有沉重的经济负担和时间负担。一个家庭如果有两个长期患病的亲属，整个家庭的业余时间都会围绕这两个人，会感觉到时间不够用，经济压力大，很难专注于其他事情，这个家庭就丧失了很多通常的幸福感。所以健康是个人幸福的基础，也是家庭幸福的基础。

从单位的角度讲，员工的健康是生产力，员工没人病假，单位可以按计划推进各项工作，实现既定目标。员工存在健康问题可能会影响一些工作的进度或质量，尤其是一些关键岗位员工的健康，可能直接影响单位重点工作、项目的推进。员工的健康是生产力，是单位健康发展的人力资源。

从国家的角度讲，国民健康状况好，国家发展指数、国民快乐指数都会比较理想。国民健康对国家影响之大，远远超出了一般的想象，事实上几乎所有的

　　发达国家都在为医保支出的增长超过 GDP 的增长而苦恼(图自序-1、自序-2)。

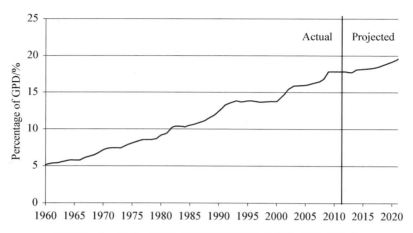

**图自序-1　1960—2020 年美国医疗卫生支出占 GDP 的比率**
(来源:美国医疗保险和医疗补助服务中心)①

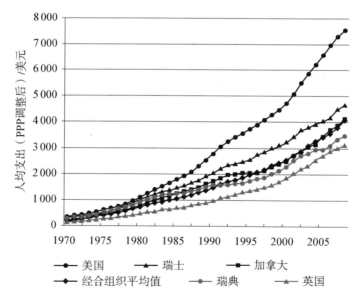

**图自序-2　不同国家/地区人均医疗卫生支出(购买力平价调整后)②**

---

① 摘自《健康界》,2017 年 11 月 15 日《美国医疗卫生支出飙升至 3.2 万亿,占经济总量 18%》,https://
www.cn-healthcare.com/articlewm/20171115/content-1018694.html。
② 摘自《健康界》,2017 年 11 月 15 日《美国医疗卫生支出飙升至 3.2 万亿,占经济总量 18%》,https://
www.cn-healthcare.com/articlewm/20171115/content-1018694.html。

拖垮美国财政的主力军除了巨大的军事支出外，还有就是令人惊愕的医疗支出。1950 年美国社会的医疗总费用仅占 GDP 的 4.6％，1960 年上升到 5％（264 亿美元，人均年支出 146 美元），1970 年上升到 6.2％（687 亿美元，人均年支出 355 美元），2000 年上升到 13.6％（1.4 万亿美元，人均年支出 4 964 美元），2018 年上升到 17.8％（3.6 万亿美元，人均年支出 11 172 美元）。预计到 2027 年，美国社会的医疗总费用占 GDP 的比率将上升到 20％。

我国经济长期保持了年均 7％以上的增长速度，但是从 1991 到 2013 年，我国人均医疗费用的年均增长率为 17.49％。[①] 明显高于我国 GDP 的增长速度。"如果现有的政策环境不变，预计到 2020 年，我国医疗费用将依然保持12.08％～18.16％的年均增速，其增速将明显高于社会经济发展速度，且会加重目前存在的社会问题。"[②]

2010 年中国社会的医疗总费用占 GDP 的 5％，2011 年占 GDP 的 5.1％，2012 年占 GDP 的 5.4％，2013 年占 GDP 的 5.6％，2017 年占 GDP 的 6.2％。2020 年全国卫生总费用预计达 72 306.4 亿元，其中，政府卫生支出 21 998.3 亿元（占 30.4％），社会卫生支出 30 252.8 亿元（占 41.8％），个人卫生支出20 055.3 亿元（占 27.7％）。人均卫生总费用 5 146.4 元，卫生总费用占 GDP百分比为 7.12％。[③]（人均卫生总费用按 2020 年人民币平均汇率 6.897 4 元兑换 1 美元计，约为 746 美元。）中国当前的人均医疗费用支出水平与美国 20 世纪 60 年代的情形相当，如果趋势不变，中国每年支出的卫生总费用还有巨大的增长空间。

如果不进行国民健康教育，普及健康知识，建立良好的生活习惯，提高国民健康水平，中国的医疗支出水平增长到美国现在的水平是迟早的事，到那时国家财政将因为快速增长的医疗支出而陷入财政危机。因此，国民健康是一件天大的事，仅从提高医疗水平的角度出发，我们将步欧美发达国家的后尘，迟早因远快于 GDP 增长的医疗卫生支出而陷入财务困境。

因此，必须从系统科学的角度出发，做好国民健康教育，充分发挥专业社会

---

① 国家行政学院学报，《医疗保障与经济发展相适应的治理机制》，2016 年 5 月 3 日，杨燕绥。
② 《我国人均医疗费用增长率远超 GDP》，《中国青年报》，2015 年 4 月 9 日第六版。
③ 中国政府网：《2020 年我国卫生健康事业发展统计公报》，http://www.gov.cn/guoqing/2021-07/22/content_5626526.htm。

组织服务社会、服务社区、服务居民的作用,普及健康知识,使国民建立良好的生活习惯,降低全民医疗支出,我们或可避免陷入发达国家当今因远快于GDP增长的医疗卫生支出而陷入的财务困境。

## (二)健康是一项系统工程

经济发展了,生活水平高了,大家对健康越来越重视,也越来越关注。健康成为大家共同追求的目标,大家也愿意在健康这件事上付出更多的时间、精力和资源。

养生早已在社会上成为一个热门话题,很多人都希望能有简单的招数,不用花费太多的时间和精力,使自己保持健康,但这是做不到的。

有的人想通过吃一种简单的食物解决健康问题;

有的人想通过喝一种简单的饮品解决健康问题;

有的人想通过服用一种药物解决健康问题;

有的人想通过打一针疫苗解决健康问题;

有的人想通过一种体育锻炼方式解决健康问题;

有的人想通过一种器械的锻炼解决健康问题;

……

但是,推广健康食品的人没有活出高寿,使很多痴迷于健康食品的人们对健康食品不再热衷;

推广保健食品的人英年早逝,使一些原本对保健食品热衷的人们对保健食品保健作用产生困惑;

推广健身操的人红颜薄命,使已经火热的健身操冷却下来;

推广运动健身的人在运动中猝死,让很多本想加入运动健身的人们产生疑惧;

……

健康是一项系统工程,做好其中的一项并不能解决健康的根本问题,需要人们在生活中把各个方面和各环节都做好、做到位,才会有身体健康。要把这一系统工程做好,是一件困难的事,也是一个需要学习的事情。

生活中会遇到各种各样的与健康相关的事情,你如果不能正确应对,对你而言就是一个暗礁,你会因你的不知道、你的疏忽而使健康受到损害。虽然有时只是微小的损害,但日积月累,损害会升级,可能会成为致命的损害。

生活中到处是暗礁,你一不小心,就会遇到。当你接受了很多经验教训后绕过了一个暗礁,另外一个暗礁就在前面等着你。你只有一直都很用心地生活,在生活中学习、在生活中总结,用科学、系统的方法对待生活,积极主动地学习生活知识,避开种种暗礁,你才可能到年老时还能健康、快乐地享受生活。

## (三) 健康靠自己

自己的健康不能托付给别人管理。虽然国家有卫生事业部门,开办医科大学培养了大批的医科学生,建设了大量的医院,招募了大批的医生,这些设施和医生是为你生病的时候准备的,你生病了去医院看医生,他们才为你看病,而不是为了保证你不生病。你去看门诊,和医生有交流,但医生没有很多的时间了解你的生活习惯、饮食习惯、职业特点等,医生很难在短时间内对你的健康问题提出系统性建议。通常医生只负责看病,医生不承担让你不生病的责任,健康不能依赖医生。因此,你的健康要你自己关心、关注,要自己学习健康知识,要自己管理自己的健康。你的健康,你只能自己当心。让别人照顾你,很多时候是不现实的。因为别人不管如何用心,即使是最专业的人,也可能会忽视一些重要因素。把自己照顾好,把家人照顾好,你只能自己担起这个责任。

先天体质较强是你的福气,会让你在健康之路上走得轻松一点。但是,要保持一个健康的身体,光有一个好的先天体质是不够的。如果先天不是很理想,但积极关注健康,各方面都做到位,能系统地把自己照顾好,也能拥有健康的身体,也能长寿。先天不理想,最终很长寿的例子经常可以听到、看到。孙思邈在《千金方》中自述:"吾幼遭风冷,屡造医门,汤药之资,罄尽家产。"后来孙思邈立志学医,成为中国古代十大名医之一。他悉心保养自己,活了一百多岁,这在人生七十古来稀的时代应是一个奇迹。

另外,人体是一个极为复杂的系统,医学对生命的认识有局限,再高明的医生也是有局限的。不论什么等级的医院,只要给患者看病,误诊是肯定会发生的。

只要当医生,没有不误诊的;只要开医院,没有不误诊的。中国的误诊率比国外的低,美国的误诊率是 15％～40％,英国的误诊率是 50％左右。[①]

30％就是一个相当高的概率了。如果你生病了不幸被误诊,耽误治疗,倒霉的是你自己。让自己保持健康,少生病,减少可能落在自己身上的误诊麻烦,就要把健康当作一项系统工程来对待。当心生活细节,处处注意,养成良好的生活习惯,让自己和家人尽可能少生病、少去医院。

认识到健康是一项系统工程,并在生活中努力实践,就会使自己和家人的身体状态更好一点,生病的概率更低一点,生活质量更好一点,家庭幸福感更高一点。

## （四）把自己照顾好能节约公共医疗资源,让医生有更多时间服务其他人

医学是最复杂的学科之一,培养一位优秀的医生,个人要付出巨大的努力,国家要付出大量的资源。想做医生,医科大学门槛是很高的,你得是学霸才有机会。医科很难学,医学本科一般都要 5 年以上的学历,若是博士,一般要有 10 年左右的学历。所以医生很金贵,医学专家更是稀有资源。看医生费用是很高的。医生苦读了那么多年书,收入高是应该的,因此医生的服务费很高,门诊等级分类越来越多,一些著名专家的专家门诊费高得惊人。

随着医学科学和技术的发展,新的治疗手段的推出,医院引进的医疗设备越来越先进、越来越复杂,因此医疗支出的费用是越来越高,使疾病治疗支出也直线上升。

看病要消耗大量珍贵的资源,费用高是一种必然,虽然有时患者感觉不到贵,那是有医保在支撑,医保的背后是国家的财政在支撑。

医生很忙、很辛苦,坐门诊时为尽可能不离开座席,门诊期间基本不喝水。人们生病了总想去最好的医院、看最好的医生,希望挂上号的医生能够给自己确诊并且药到病除。但是在大城市的三甲医院,无论是专科的还是综合的,每天早上挂号时间,门诊大厅都是人山人海。在中国,三级医院的医生一天在普

---

① 《中国社区医师》,《医生的诊断有三成是误诊》(2008 年 24 卷 9 期),作者为广东省卫生厅副厅长廖新波(2004 年 2 月—2014 年 4 月在任)。

通门诊看 50 个号是普遍现象。如果大众都能用系统的方法，把自己和家人照顾好，做到不生病、少生病、不生恶性病，那不仅能给国家节省大量的医疗卫生资源，中国医院的门诊医生就不会如此的辛苦。确实需要医生护士看护的患者，也可以得到更细致的诊治。

# 一、健康的标准

如果没有判据,对自己的健康很难有准确的判断。体检是一个很好的方法。但是体检也有缺陷,人在处于亚健康状态时,通过体检是查不出问题来的,一旦查出问题了,基本上是需要到医院看医生的程度了。当然健康确实是有简单判据的,让我们了解一下健康是怎么判断的。

## (一)西医的健康标准

世界卫生组织给健康提出了十条标准:

1. 精力比较充沛,能从容应付日常生活和工作;
2. 处事乐观,态度积极,乐于承担任务不挑剔;
3. 善于休息,睡眠好;
4. 应变能力好,能适应各种环境的变化;
5. 对一般感冒和传染病有一定的抵抗力;
6. 体重适当;
7. 眼睛明亮;
8. 牙齿清洁,牙龈颜色正常;
9. 头发光洁;
10. 肌肉、皮肤有弹性,走路轻松。

这是西医的健康标准,也是成年人的健康标准,这里的标准有抽象的,也有具体的。

## （二）中医的健康标准

中医对健康的判断相对复杂一点，根据《黄帝内经》中"一阴一阳之谓道，偏阴偏阳之谓疾"的《易经》思维方法，中医将健康状态分为"未病态"和"已病态"两种。已病态具有明显的症状，即"偏阴""偏阳"的失衡状态有外在表现，随着阴阳失衡的加剧，身体开始出现疾病症状；未病态没有明显的症状，即人体阴阳相对失衡，没有外在表现。

中医认为，人体的健康也必须符合以下十个标准。

1. 双目有神；

2. 脸色红润；

3. 声音洪亮；

4. 嘴唇红润；

5. 牙齿坚固；

6. 头发润泽；

7. 腰腿灵活；

8. 体形适宜；

9. 记忆力好；

10. 情绪稳定。

双目有神。肝开窍于目，眼神不仅能够反映出肝脏的功能，还反映五脏六腑的功能。"五脏六腑之精气皆上注于目"，眼睛是脏腑精气的会聚之所。因此，眼睛的健康状况能反映脏腑功能的强弱，"双目有神"从一个侧面反映脏腑功能是强盛的，身体状况是良好的。中医目诊可以通过观察眼睛各部位的形态、色泽、斑点等判断身体健康状况。

脸色红润。脸部有内脏反射区，脏腑功能可以反映在脸上，气血盛则脸色红润，气血虚亏则脸色黯淡。

声音洪亮。肺主气，肺气足，则声音洪亮；肺气虚，则声音低弱无力。肺主皮毛，声音洪亮的人，皮肤会比较好。

嘴唇红润。脾开窍于口，其华在唇。通过观察口唇的颜色能在一定程度上判断一个人脾的运行情况。如果出现嘴唇发黄、蜕皮等，则说明可能是脾虚。当脾气运行顺畅、气血充足时，口唇得养，嘴唇红润而有光泽，反之则唇色淡白或暗淡无光。

牙齿坚固。齿为骨之余，肾主骨，牙齿的好坏反映着肾气和肾精的充足与否。肾气足耳朵灵，记性好。

头发润泽。发为血之余，肝藏血，肾者，其华在发。头发的状况是肝脏藏血功能和肾精盛衰的外在反映。

腰腿灵活。腰为肾之府，肾虚则腰惫矣。灵活的腰腿和矫健的步伐是筋肉经络和四肢关节强健的标志。

体形适宜。胖人多气虚，多痰湿；瘦人多阴虚，多火旺。过瘦或者过胖都有偏阴偏阳之势，很容易患上糖尿病或痰火等病症。体形适宜说明年少时发育正常，当前状态还是处于基本平衡的状态。

记忆力好。脑为元神之府，为髓之海，人的记忆全部依赖于大脑的功能，髓海充盈是维持精力充沛、记忆力强、理解力好的基础，也是肾精和肾气强盛的表现。

情绪稳定。情志过于激烈是致病的重要原因。大脑皮质和人体的健康有着密切的关系，人的精神恬静，自然内外协调，能避免情志频繁波动对脏器的高负荷刺激和应急激素过高对身体产生伤害。

## （三）健康的简单判据

西医和中医对健康的判断基本是一致的。对于成年人，健康其实有更简单而具体的标准，就是吃得下、拉得出、睡得着、跑得动。

吃得下，就是每天有一定量的稳定饮食，吃一顿饭不是两筷子就饱了，得能吃下一定量的食物。质量高的吃，还必须是营养搭配均衡。

拉得出，就是每天有大便，没有便秘。在健康状态比较好的情况下，在早上 5 点到 7 点之间有自发的便意，大便颜色是黄色的。

睡得着，就是没有失眠。质量高的睡是不熬夜，睡觉时间基本稳定，亥时（当地时间晚上 11 点）前入睡，也没有夜间醒来第二次入睡的困难。

跑得动，就是体力、耐力均可。

做到这四点，基本算是一个健康的人。但还是不要麻痹，要坚持健康的生活方式,适时到医院体检。

　　要让自己有健康的身体,就要学会照顾自己。做到会照顾自己就需要学习系统性知识。

# 二、保持清新空气,确保呼吸安全

呼吸是生命体征,是和生命联系在一起的。呼吸不能停止,人的呼吸终止,生命也就终结了。工作和生活环境中的空气质量对于健康来说是非常重要的,在没有空气污染的年代,大家对空气质量不关注,也几乎没有要求,因为吸入的都是清新的空气。

随着工业化、城市化的不断推进,到处可见高楼大厦,满大街的汽车,各式各样令人眼花缭乱的生活用品……物质丰富了,但在城市周围、在工厂周围清新的空气已非常稀缺,一些有害气体和浮尘飘荡在空气中,如果不进行有效的阻隔,这些有害的气体和浮尘就会进入我们的生活空间,进而被吸入体内。

还有,一些在生产和生活特定过程中产生的固体微颗粒和气体飘入空中,与空气中水分子结合成气溶胶形成霾,进入生活空间,在我们呼吸时被吸入体内。

由空气污染造成的健康损害事故越来越多,大家都沉不住气了,空气质量越来越成为大家关注的焦点,现在是全民都在关注空气质量了。大家不仅将注意力放在 $PM_{2.5}$ 上面,也开始关注甲醛、苯等挥发性有机溶剂和放射性污染。

要身体好,必须关注工作和生活环境中的空气质量。让你保持身体健康的空气,必须是基本没有尘土污染(悬浮固体污染,严重时会出现肉眼可见的颗粒物飘浮),也没有化学气体污染(有害气体在大气中形成有害气溶胶,眼睛不能分辨,有的嗅觉也不能辨别)。

大气污染确实是一个严重问题,但还不是最严重的。出现大面积的空气污染一般都不会持久。一旦出现大面积的空气污染,老百姓都会报警,政府也和老百姓一样关心空气质量,会派出环保部门的工作人员开展调查,相关涉事单位的整改也会受到政府和社会高度关注。严重威胁我们健康的往往是小范围的空气污染,这种小范围的空气污染人们可能习以为常,也是政府监管的盲区,但这个小范围的空气污染有时是致命的,而且是短时间就会产生严重后果,所以要特别当心。

你的工作和生活环境有异常气味吗? 如果有,要高度警觉! 不管是偶然出现的,还是经常出现的,还是一直有的,都要当作一件大事去关注。疏忽可能产生致命的损害!

## (一) 家里的装修污染

人在家里的时间应该是最长的。下班了、收工了、放学了,大家都会回到自己的家中。对于未上学的小孩,在家的时间更长。因此,家庭环境的安全是极其重要的。如果是长期在外的人,要关注的是你居住的房子。

家庭装修污染对家人健康存在威胁。由于人们在家中会待很长时间,家中的污染威胁一旦出现,后果可能是非常严重的。家庭装修和家具污染的主要污染物是苯、甲苯、二甲苯(简称三苯)和甲醛等挥发性有机物(总挥发性有机化合物[total volatile organic compounds,TVOC]),比较少见的可能是花岗岩制品和陶瓷制品产生的放射性污染(释放放射性物质氡,经常吸入浓度超标的氡气会得肺癌)。

三苯作为溶剂或溶剂添加剂对胶水、油漆、涂料性能改善效果明显,在一些胶水、油漆、涂料中作为改性添加剂而存在。因此三苯还可能会在胶合板、人造板的黏合剂、家具漆面中存在。此类胶水、油漆、涂料挥发出的三苯对人的造血、神经等系统造成损害。三苯还是一种强烈的血液毒性物和致癌物,对儿童的健康伤害尤其严重。

使用甲醛的目的与使用三苯的目的是相似的。含有一定甲醛的涂料,会让涂层表面有出色的光泽度和光滑的手感,同时能增强涂层的耐划痕和耐摩擦性能。以前,当然现在也还有一些涂料,把甲醛作为涂料改性添加剂使用,以提升涂料性能。长期接触低剂量甲醛会造成肺功能异常、肝功能异常和免疫功能异常等损害，可引起慢性呼吸道疾病，还可引起鼻咽癌、结肠癌、脑瘤、月经紊乱。在所有接触者中，儿童和孕妇对甲醛敏感，受危害也更大。

这两类有害物质在室内可能出现的地方大致有五个：一是室内的墙体涂层（往往是使用了含有三苯和甲醛的涂料）。二是墙砖（或地砖）的水泥（为了确保地砖、墙砖贴合牢固，施工中采用化学胶水混合水泥，这种化学胶水很可能就添加了挥发性的有害化学溶剂）。三是装修时使用的胶合板、人造板（因为在生产胶合板、人造板时为增强黏合性而使用了含有挥发性的有害化学溶剂）。四是装修使用的石膏饰条（为提升石膏饰条的表面光洁度而添加了挥发性的有害化学溶剂）。五是家具、木门、门套、护墙板等的涂层含有的挥发性的有害化学溶剂。

一定要避免在家庭装修和所采购家具中出现上述污染源。这"两个避免"做到了，就很大程度上保证了在家休息时呼吸的安全。这是健康系统工程的第一个环节。

如果是居家环境出现空气污染，不要轻易入住，一定要查明污染源。如果污染源是装修造成的，要去追究装修公司的责任（要在合同中明确标准、检测方法和责任），进行整改，清除污染源。如果购买的家具是污染源，则一定要退货，退不掉，也不要再用了。装修污染和家具污染一般会持续 10 年以上，这十多年持续的污染会对家人的身体健康，尤其是对儿童健康产生重大危害，其中三苯污染是儿童白血病的重大诱因。

家庭装修出现放射性污染也是一件非常危险的事。家庭装修一般不宜把花岗岩作为饰材。正规厂家生产的陶瓷制品放射性不会超标。因此，在家庭装修中不把花岗岩作为装修材料，采购正规厂家的家用陶瓷制品，家里就很少出现装修性的放射性污染。如果选定花岗岩作为室内饰材，这种花岗岩饰材要有正规的检测报告或送检（经检测符合安全标准方可使用）。

## （二）厨房里的油烟污染

不论是厨师，还是食客，都希望菜好吃。多油、起油锅是把菜烧好吃的一个常用技巧。但是如果油烟不能及时排出，厨房里就会出现空气污染，空气质量变差。长时间在这样的厨房里操作，人会出现头痛、胸闷、眼痒、鼻塞、耳鸣等症状,严重的还会出现失眠、记忆力减退、支气管炎、肺炎等"醉油综合征",更严重的是诱发肺癌,这主要是厨房里的油烟污染所致。食用油的主要成分是油脂,食用油还含有其他复杂成分。食用油经高温而产生的油烟含有醛、酮、烃、脂肪酸、醇、芳香族化合物、内酯、杂环胺类化合物等,其中有害物质有两百多种。这是一个惊人的数字,油温越高,产生的有毒物质越多,即使是低温加热,油烟也会含有很多的有害气体,其中苯并芘具有强烈致癌风险。

在家里厨房操作的往往是女性,这也是近年来家庭主妇肺癌的发病率较高的原因。油烟不仅易使人罹患肺癌,而且对其肠道、大脑神经等部位的危害也较为明显。

对儿童来说,油烟同样危害他们的健康。据调查,厨房污染严重的家庭,儿童感冒、咳嗽的发病率也较高,儿童对室内空气污染比较敏感,相对于成人更容易受到伤害。

厨房油烟会给人们带来三大风险:

呼吸系统风险。长期在厨房从事烹调的人员,肺癌发病较高,气管炎、支气管炎和哮喘的发病率也偏高。

免疫系统风险。烹调油烟能影响机体的细胞免疫、巨噬细胞功能、异质细胞识别和标识功能,从而使机体的免疫功能下降。

遗传风险。烹调油烟中存在着能引起基因突变、染色体损伤等不同生物学效应的物质。[①]

烹调油烟对生殖功能的损害也是有迹可寻的。在大白鼠实验中,烹调油烟造成大白鼠睾丸组织有不同程度的异常病理变化,并有随时间增加有逐渐加重的趋势。厨房油烟的冷凝物对雄性果蝇的生殖系统也有一定的损伤,可导致雄性果蝇不育。

可见,烹调油烟含有多种有毒化学成分,对机体具有遗传风险、免疫风险、呼吸系统风险,并可能损伤生殖功能。烹调油烟污染值得大家关注。

---

① "菜油油烟能引起大鼠肺Ⅱ型细胞的 DNA 断裂作用",见《应用单细胞凝胶电泳技术检测食用油烟的 DNA 损伤作用》,《中国公共卫生》,1998 年第 9 期,566－567 页。
"大鼠肺Ⅱ型细胞经油烟冷凝物染毒 2 小时可引起细胞 DNA 链断裂",见张晖、汪国雄、谈伟君,《应用单细胞凝胶电泳技术检测食用油烟的 DNA 损伤作用》,《卫生研究》,2002 年第 4 期,238－240 页。

那么怎么消除油烟？一是发挥脱排油烟机的作用。无论厨房通风多好，一定要安装脱排油烟机。脱排油烟机在炒菜时一定要开启，脱排油烟机不是摆设，是减少你吸入油烟的装备，是有功效的，与健康关联度很高。二是尽量减少煎炸等产生大量油烟的烹饪方式。其实在家庭的烹饪中，家常菜可以采用蒸、煮等相对安全的方法烹饪。

## （三）汽车里的污染

在国家现代化的进程中，随着国民收入快速增长，汽车进入了千家万户。2018年全国私家汽车保有量已达到2.4亿辆。如果汽车的车内环境不安全，将会威胁至少5亿人的健康。由于国内没有汽车内饰安全的强制性标准，因此无论是合资品牌、本土品牌，还是进口品牌，或多或少存在车子里空气污染的情况。中国室内装饰协会室内空气监测中心曾对200辆乘用车进行抽样检测，结果发现，若参照室内空气质量标准，有近90％的汽车存在车内空气甲醛或苯含量超标问题，而且大部分车辆甲醛超标在五六倍，其中新车车内的空气质量最差。如果车内空气质量超标，在车内待的时间长了，人们会渐渐出现头痛、乏力等症状，严重时会出现皮炎、哮喘、免疫力低下，甚至是白细胞减少等中毒症状。

汽车车内的污染源是非常复杂的，车内的软塑性材料，以及黏合剂、隔音棉、减震块等都可能产生有毒气体，这些材料广泛地存在于面板、顶棚、车门板、座椅、头枕、小塑料件等地方。可以说眼睛看到的、看不到的汽车部件都可能会散发有毒的气体。释放出的有毒气体包括苯、甲醛、丙酮、二甲苯等。车内有毒气体来源主要有三种：一是车身原有的部件没有严格按照环保要求制造，原料中含有一定量的可挥发有害物质。单个部件在常温下并不会使汽车内部这样大小的立体空间污染物质超标，但一定数量的这类部件集成时，污染叠加，车内的空气质量就会超标了。二是车内装饰品带来的污染。消费者购车以后大多要进行车内装饰，有的车开了一段时间后也会重新进行装潢。一些经销商也以买车送装饰为优惠条件，送一些廉价劣质，含有有害物质的附件，如质量不合格的地垫、座椅套等。三是车用空调蒸发器长期积垢，在空调使用时出现二次污染，尤其是长期有在车内吸烟习惯的司乘人员乘坐的汽车,空调启动后,蒸发器可能会散发出含胺、烟碱等有害物质气体并弥漫在车内狭小的空间里,导致车内废气超标,使没有抽烟习惯的司乘人员出现头痛、头晕等不适感。

汽车是人们出行时会长时间接触的交通工具,尤其是经常长途出行的人们总会长时间待在汽车里,对这些人来说,汽车也是一个影响身体健康的重要环境。如果汽车内确实有污染怎么办?

一是在开车前通风,将车内的异味散掉。在汽车低速行驶时,在确保行车安全的条件下开窗通风。在高速行车时将车窗关掉,进行外循环的通风。

二是在车内放置活性炭。活性炭有很强的吸附性,小汽车内放置一定量的活性炭包可以明显地改善车内空气质量。但要注意定期更换或再生。

三是在高温季节一定要开空调。高温会加快有毒物质的挥发。空调将车内温度降低,可以降低有害物质的挥发速度,降低污染浓度。另外要及时清洗空调,确保空调器的洁净。

## （四）学校里的污染

学校也是需要特别关注空气质量的场所,那里不仅有老师,还有大量的学生,是师生长期聚集的场所,学校的安全关系千家万户。但是在幼儿园、小学、中学、大学里都曾发生过严重的装修污染事件,相关案例可以在互联网上找到。在幼儿园,玩具、教具、教材、课桌椅、活动场所涂装都有可能是污染源。在小学、中学、大学存在的问题主要是教室和宿舍的涂装。学校的塑胶跑道有时也会成为一个污染源。

近些年,虽然一直注重对学校环境的监测,但是有关学校污染的案例还是会冒出来。学校里的污染一般是在出现了严重的学生健康问题后才被反映到相关机构,整个问题的解决耗时很长。小孩子正处于身体发育期,对空气污染特别敏感,短时间接触有污染的环境就会出现比较严重的问题,一旦发现自己的孩子面对被污染的环境,应尽快妥善处理。因为健康损害来得很快,而且后果可能非常严重。

## （五）办公室里的污染

家中出现污染源，只要重视就能解决，因为决定权在你手上。但是工作、学习场所出现污染问题，你可能就没有处置决定权了。工作、学习场所出现污染的案例还真不少。工作、学习场所的污染源依然和家庭环境安全问题的情况相似，主要是装修污染和家具污染。

工作、学习场所的污染要处理好也是一件非常复杂的事：你是想忍受污染、在身体健康上吃点亏还是换掉工作？不少白领，包括商场工作人员就面临这样的窘境，选择忍受污染，这个忍受的时间可能是几年，也可能是十几年。这期间身体可能会出现重大问题，比如肝功能出现问题，肾功能下降，具体表现是体检时发现血象指标不理想，年轻女性往往会遇到生育障碍，并且长时间诊治无效。换掉工作？再找一个工作有时也不是一件容易的事。

在工作场所，装修污染和家具污染一旦出现，作为一个普通的职员要改变是困难的。对此，有三个建议：第一个是加强通风，但事实上加强通风有时候也是一件困难的事，办公场所往往是封闭空间，有中央空调，通常情况下不具备良好的通风换气条件。那么就有第二个建议，安装可以过滤或净化苯及甲醛等污染物的空气净化器。第三个建议是使工作环境保持低温（一般在20℃以下，溶剂挥发速度较慢），但要贯彻空调使用的节能要求，这一条实施起来有阻力。

如果在一个有明确污染的办公场所工作，没有改善空气质量的有效措施，建议换掉您的这份工作，健康比什么都重要，这个风险就不要冒了。

从另一个角度讲，老板或业主应该考虑为自己、员工和顾客营造一个安全、舒适的环境。自己的健康、员工的健康和顾客的感观对自己事业的发展也是很重要的。老板或业主应该在场所装修和家具采办时关注安全，而不仅是价格和成本的问题。工作场所装修一定要遵循安全、简洁、实用的原则，少用、不用胶合板、合成板、人造板，降低风险。一些装修公司为了节约成本，选材是以价格便宜为优先考虑，而不是以安全为优先考虑。当少量使用胶合板、合成板、人造板时，这些材料释放的有毒挥发物对环境影响较小，在通风良好的状态下，空气质量可能还在合格范围内。在大量使用时，释放的有毒挥发物很可能导致环境空气质量不达标。如果能够采购到高品质的胶合板、合成板、人造板,大量使用的确不会影响环境空气质量。这些因素业主都要注意到。另外,装修使用的油漆和涂料品质对空气质量的影响也是非常大的。一定要选用有绿色环保标志的油漆和涂料,并确保在施工中使用,不被劣质廉价的油漆和涂料替换掉。在装修中还要考虑的一个因素是石膏板饰材,在采购前请相关人员留意一下,避免采购到为了饰材的美观而添加含有有毒有害助剂的石膏板。环境安全还要关注的一个问题是不要在室内装修中使用花岗岩。花岗岩一般是不作为室内装修材料的。花岗岩通常会溢出氡,氡是放射性气体,生活空间中的氡会被吸入肺部,使肺部受到放射辐照,接触过多就会使人罹患肺癌。建筑物外立面涂装的涂料对污染控制标准相对较低,在涂装时以及涂装完成后的相当一段时间内,建筑物附近的空气污染是比较严重的。因此从单位形象的角度看,建筑物外立面涂装的涂料还是要认真选择的。

## (六)扬尘产生的污染

我国南方很少出现大的扬尘天气,但在干燥的北方经常会遇到,比如春天的沙尘暴。在一些北方城市,如果在春天有大面积的外露泥土,一阵大风就会扬起尘土。自然界的扬尘是一个令人讨厌的现象,虽然扬尘持续时间不是很长,对人不会产生严重的健康问题,但是工作场所的飞尘就必须做好防尘工作,如果没有有效防护,长期吸入飞尘可能导致尘肺病,影响身体健康,严重的会危及生命。

尘肺病是一种因长期在粉尘污染的环境中工作,吸入灰尘而引发的职业病。防护不足是引发尘肺病的主要因素。尘肺病有十多种,包括:硅肺、煤工尘肺、石墨尘肺、炭黑尘肺、石棉肺、滑石尘肺、水泥尘肺、云母尘肺、陶工尘肺、铝尘肺、电焊工尘肺、铸工尘肺和其他尘肺。

很多在粉尘污染严重的一线作业工人对粉尘污染的危害认识不足,防护意识不强,更由于管理方的疏失,或考虑降低支出,往往连简单的防护设备也不提供,也不采取有效的技术措施进行预防。比如经常可以看到建筑工人在切割砌块时没有戴防尘面罩,也没有往切割机的锯口喷水的降尘措施,施工现场弥漫着高速切割机扬起的砌块粉尘。再比如，很少看到电焊施工现场有负压排风装置，焊工的防护装备除了护目镜就是手套，电焊施工激起的烟尘飘浮在施工场地，一天工作下来，依然会吸入不少烟尘。

工作场所有扬尘怎么办：

1. 配防尘面罩。给现场作业人员配防尘面罩是一种简单、有效的防护方法。但是普通的防尘面罩是不适合职业环境使用的。如果这个防尘面罩不能有效过滤细微灰尘，那此种防护还是不够安全。因为很小的粉尘依然会被吸入，被吸入的微小粉尘依然是有损健康的。在没有配防尘面罩的情况下，电焊工尘肺的发病工龄一般为 10～20 年。如果电焊工坚持在电焊操作时戴有效的防尘面罩，这个年限会延长很多。如果防护面罩符合工作环境要求，在施工时坚持戴着，电焊工到 55 岁退休年龄时，基本不会染上电焊工尘肺。防尘面罩的规格很多，一定要选用符合使用场所要求的规格。

2. 工作面喷水。对于很多工作场所，单配备符合场所使用要求的防尘面罩，可以解决呼吸安全的问题，但护目镜会附上灰尘而影响视觉。在工作面上喷水有时是非常有效的降尘措施，尤其是矿山开采工作面。工作面喷水不仅可以改善视场，而且可以降低防尘面罩负荷，延长面罩使用时间。有的场合适宜喷水雾，例如煤矿、石墨矿、碎石场、云母矿等。但有的场合不适合喷水雾，例如电焊。

3. 负压吸尘。负压吸尘是非常有效的防尘措施，但是需要安装设备，推广有一定难度。对于比较固定的工作面，使用负压吸尘不仅能保持工作面空气清新，视场良好，成本也不是太高。

## （七）生活中意想不到的污染

在生活中有很多意想不到的污染，在家里会出现，在办公室会出现，有时候还会随身携带。这些意想不到的污染如果得不到重视，可能会产生意想不到的严重后果。

**一是不合格再生制品**（目前主要是再生塑料和再生纤维及其制品）。废物利用自古有之，但是现代废物利用比较复杂，中间有很多的化学过程，加上处理的是有机物，生产环节充满污染的风险，由于处理技术不过关，再生的产品往往也带有污染。例如，一些用再生塑料部件制造的电茶壶，烧开水时，再生部件散发出来的有害物质会溶入开水中。再如，用再生塑料鞋底制成的鞋子，不论谁把它穿到什么地方，它都会持续不断地挥发有害气体。另一种比较常见的再生塑料产品就是玩具部件，尤其是低价的儿童玩具。这些用劣质材料制造的产品会损害使用者的健康。

**二是生产工艺不合格的制品。**主要是一些需要使用颜料、油墨的产品。一些低档的彩色印刷品，包括彩页广告、杂志报纸，不仅有难闻的味道，看了一会之后眼睛就会有一种极不舒服的感觉，严重的会流眼泪。还有一些服装、鞋帽因为使用了含有毒性溶剂的涂料，颜色悦目，但脱毒工艺不过关，无论怎么洗，都有一股难闻的味道，穿着这类衣服也会对人的健康产生危害，尤其是和皮肤贴合的内衣、袜子。为了保证健康不受影响，买东西的时候要留心，一旦发现情况要及时处理，不要让这些污染物贴近身体、进入生活。

**三是快递包装盒。**现代生活中，快递是一大行业，全国人民都享受到了便捷的服务，2020年全国人均会收到60个快递包裹。因此无论是办公场所还是家中，都会经常收到快递，自然也少不了会有大量的快递包装盒。包装盒上少不了封箱带，这种封箱带通常带有很重的异味。封箱带一般以PVC塑料作为基材，在基材上涂有胶水。由于封箱带的使用量很大，电商因此会购买价格比较便宜的封箱带。价格便宜的封箱带存在两个大问题：第一个问题是基材质量差，聚合度不高，会散发出氯气；第二个问题是封箱带上涂敷的胶水含有三苯或甲醛。因此快递收到后要及时处理包装盒，以免影响工作和生活环境的安全。

# 三、管控好吃喝，避免病从口入

民以食为天，吃喝与健康的关系密切，吃喝从来都不是一件简单的事。由于不同地区的人们生活环境不同、食物来源不同以及其他生活资料的来源不同，饮食习惯千差万别。饮食习惯的形成总是有其缘由的，虽然有的与传说和神话有关，但其中应该还有一定的科学道理。人们追求健康，而传说和神话的由来很可能是为了使这一习惯能够固化和传承。随着科学技术的进步，人们对健康饮食的科学性有了深层次的认识，健康生活很重要的一环就是饮食健康。在物质丰富的时代，有很多人放纵自己的食欲，没有遵循饮食健康的科学性，最后病从口入。

## （一）餐桌上的选择，养成饮食好习惯

吃得健康的原则是营养丰富，容易消化，能满足身体的需求。在现代农牧渔业技术的支撑下，我们的食物不再匮乏，农贸市场上粮食、蔬菜、水果、水产、肉类、禽类、副食品应有尽有。当今交通运输也非常便捷，不论在哪个地方，想要吃什么食物，都不是难事。在冬天的哈尔滨，可以买到碧绿、新鲜的蔬菜和热带水果；远在内陆的乌鲁木齐可以吃到来自东海的鲜活海鲜。为找到营养丰富、适合日常饮用的食物，我们的老祖宗已经花了很多心思。当然，适合的不一定是精美、昂贵的饮食。佳肴美食制作过于烦琐，很多情形下反而造成营养成分流失，还难于消化。饮食过度追求美味，食不厌精，脍不厌细，虽然口感好，但营养和消化可能都会成为一个问题。俗话说"粗茶淡饭保平安"，背后有极深的原因。从健康的角度讲，饮食要清淡，食物选择首先考

虑的是营养,其次才是色、香、味。好的饮食习惯,食物选择正确,吃得正确,可以避免很多风险。饮食习惯不好、食物选择不正确,会带来很多健康问题。

## ❶ 少吃油炸食品

油炸食品好保存、香味浓、酥脆爽口,不分地域,男女老少都喜欢吃。油条、油饼、油墩子、麻花、响铃、麻球、馓子、开口笑、油炸薯条(片)、油炸海米、油炸金蝉(油炸昆虫)、油炸鱼(油炸肉食)等都是美味。大排档、夜排档上少不了油炸食品,高档饭店、餐厅、公司单位食堂少不了油炸食品,在家庭餐桌上也有香味四溢的油炸食品。

油炸食品制作、保存和购买都方便。摆上油锅,鱼、肉、豆腐、土豆、苹果、香蕉都可入锅炸一炸。没有吃完的馄饨、饺子、包子、馒头也可以放进油锅里炸一下,而且口感也是相当的不错。吃不完的米饭也可以炸一下:吃剩的米饭做成手掌大小的方块,放进油锅里过一下,就是江南名吃——粢饭糕。油炸食品易于保存,因此包装售卖的油炸食品品种多、保质期长、便于携带。油炸食品深受人们的喜爱,但经常食用油炸食品对身体健康极为不利。从健康饮食的角度看,油炸食品不可以作为日常食品。

一是营养的损失。油炸就是食品在热油中受高热的作用而熟脆,所用油温通常为150～300℃,在这样的高温下,食物中的营养素很快就被破坏。维生素C几乎完全消失,B族维生素、维生素A、维生素E损失大半,油脂中的脂肪酸大量损失,蛋白质因高温脱水后营养吸收率大大下降。油炸食品的营养价值与油炸之前相比,不及原先的三分之一。

二是油炸食品含致癌物。油炸食品至少含有三种致癌物,第一种是3,4-苯并芘。食品经高温油炸,有机物的不完全燃烧会产生复杂的新的有机物,包括多环芳烃类物质,有代表性的是3,4-苯并芘。食用油本身在高温作用下也会产生3,4-苯并芘类物质。食物经油炸后,在油烟的环境下滞留时间过久,或油炸食物所用的油经多次反复使用不更换,易被3,4-苯并芘加重污染。苯并芘有明显的致癌作用,诱发肺癌、胃癌等恶性肿瘤,既污染大气,又危害人体健康。曾有实验表明,将苯并芘涂在兔子的耳朵上,40天后此位置长出了肿瘤。人类生活环境中的苯并芘含量每增加1%,肺部致癌率上升5%。苯并芘在人体内代谢较慢,经常吃油炸食品会增加苯并芘在体内的浓度，增加代谢压力，从而增加罹患癌症风险。

第二种是丙烯酰胺。食物中含有的天门冬酰胺在高温和还原性糖（包括葡萄糖、果糖、麦芽糖等常见糖）的作用下，变成丙烯酰胺，而丙烯酰胺也是一种致癌性物质。淀粉含量较高的食品，如土豆、饼干、面包和麦片等，在经过煎、炸、烤等高温（120℃）处理后，会产生此类物质，且随着加工温度的升高，其含量也随之增加。

长期低剂量摄入丙烯酰胺会出现嗜睡、记忆衰退、幻觉和震颤（不由自主抽动）等症状。包括炸薯条在内的多种油炸淀粉类食品中含有大量丙烯酰胺，如每千克的炸薯条中丙烯酰胺含量约为 400 微克，而世界卫生组织（WHO）建议每个成年人每天摄入的丙烯酰胺量不应超过 1 微克。因此即使少量食用油炸薯条，也会有丙烯酰胺摄入超标的问题。

第三种是糖基化终产物。糖基化终产物是糖、蛋白质和脂肪在高温下较长时间加工，生成的有毒化合物的混合物（AGEs），目前还没有提取出特定的化学物质。食物油炸（烤）到金黄，就会出现糖基化终产物。谷物食品焦黄后，糖基化终产物浓度不高，毒性不强，食用是安全的。谷物食品在加工熟化过程中出现焦黄，中医认为这种焦黄的谷物食品有一定的消积功效，只要还没有出现碳化，无碍食用。但是肉类焦黄后其糖基化终产物浓度是谷物食品的几百倍（同样分量的食物），浓度升高，发生质变，食用就不安全了。同时也提示，焦黄的谷物食品不宜多吃。

美国弗拉萨拉教授研究发现，经常吃高含糖基化终产物食品（油炸肉、烤肉）的人，免疫系统常处于低度炎症状态，可损伤中小动脉，而糖尿病患者对糖基化终产物引起的血管损伤作用特别敏感。

另外，油脂在高温煎炸后，发生氧化和聚合反应，颜色变深，黏度增加，这说明油已经变质，不宜再使用。反复使用的油，其营养物质遭到彻底破坏，脂肪酸发生热裂解、热氧化、热聚合，会产生正烷烃、单烯烃、酚类、酮类及其他有害的有机化合物。动物对比试验表明，以多次重复油炸过的食用油作饲料添加剂，会缩短果蝇 30% 以上的寿命，并可使果蝇的不育率升高。

如果在油炸食品时用的是地沟油，那么油炸食物中的有害物质不仅是量的增加，还会有种类的增加，对健康的危害更大。

三是难消化，伤脾胃。油炸食品有相当一部分被脱水，同时得到了硬化，因此食物在肠胃中的水解过程会延长,尤其是未经充分咀嚼的油炸食物。油炸食物进入消化道后吸收水分形成弹性体,在胃中的水解过程难以形成食糜,使肠胃负担加重。长期食用油炸食品的人,容易引发消化道疾病。

四是含油高,易肥胖。油炸食品含油多、热量高,经常进食油炸食品易肥胖,诱发高脂血症和冠心病等疾病。

缓解办法。吃油炸食品的时候可以少吃一点,同时多吃蔬菜和水果。研究发现,在制作油炸食品的过程中,在食品中加入适量类黄酮可大大减少丙烯酰胺的形成。在炸薯条时添加少量的类黄酮,油炸过程中产生的丙烯酰胺减少 50%。[1] 类黄酮广泛分布于各种蔬菜和水果中。多吃蔬菜和水果可以缓解油炸食品毒素的作用。多吃蔬菜和水果只是降低了毒性,油炸食品还是有毒性的,也并不能缓解对肠胃的伤害。

要禁绝油炸食品是不合时宜的,但作为日常食品确实不宜,如果仅仅是过过嘴瘾未尝不可,建议大家为健康少吃油炸食品。

### ❷ 少吃腌制食品

南方湿热,食物容易腐烂;北方寒冷,过去冬天不易吃上新鲜蔬菜。为长时间保存食物,保证青黄不接和不时之需时的食物供应,对一些蔬菜和肉食进行腌制,这在食物匮乏和技术落后的时代确实有必要。今天,冰箱已在民间普及,各种先进的保鲜、储存技术也纷纷应用于水果、蔬菜和肉类食物储存,日常生活中新鲜食物供应也非常充裕。今天腌制食物主要是为了那口令人回味无穷的酸爽、垂涎欲滴的咸香。但是,腌制食品确实对健康有危害,不宜多吃。

蔬菜在腌制过程中,维生素 C 几乎被消耗殆尽,因此吃腌制的蔬菜基本上不能补充维生素 C。

短期腌制食物含有致癌物质——亚硝酸盐。亚硝酸盐具有致畸、致癌、致甲状腺肿大等危害。大剂量的亚硝酸盐能够引起高铁血红蛋白症,导致组织缺氧,还可使血管扩张血压降低。人体摄入 0.2~0.5 克即可引起中毒,3 克可致死。

蔬菜腌制 1 小时后亚硝酸盐含量开始快速增加,两周后可达到高峰,峰

---

[1] 《芬兰专家发现类黄酮可减少炸薯条内致癌物》,《医学信息学杂志》,2003 年。

值可持续 2～3 周。这时,被腌制的蔬菜可以生成另一种致癌物质——亚硝酸胺,常吃对身体不利,可诱发癌症。例如萝卜、雪里蕻、大白菜等蔬菜中含有一定量的无毒硝酸盐。如果腌菜时放盐不足,气温高,腌制的时间不到 8天,就会造成细菌大量繁殖,硝酸盐易还原成有毒的亚硝酸盐。

所以腌制的蔬菜最好放足盐,密封腌制至少一个月之后再食用比较安全。

可以腌制的蔬菜种类很多。腌好的菜酸爽咸香,很诱人。很多人性急,腌制的蔬菜还没有到安全的时间就拿出来吃。比如,酸豇豆,入罐密封三天左右就拿出来吃了。虽然酸豇豆口感很好,但还是有一定的毒性。

香肠、腌制火腿因发色、增香、防腐等需要,会把亚硝酸盐作为食品添加剂使用,所以要控制香肠、腌制火腿等腌制肉食的摄取量。腌肉吃多了也会损害健康。

食品腌制时大量放盐,会导致此类食物钠盐含量超标,经常食用,盐的摄入量会过多,造成肾脏负担加重,增大发生高血压的风险。此外,盐浓度高还会严重损害胃肠道黏膜,经常食用腌制类食品的人胃肠炎症和溃疡发病率也较高。

怎样才能去除或降低这些腌制食品中的致癌物呢?

咸鱼:水焯、浸泡。咸鱼,尤其是粗盐腌制的海鱼,含有亚硝基化合物较多。去除的方法是将鱼切成小块,再入水焯一下,这样能大大减少鱼肉中的致癌物质;也可以冷水浸泡 2～3 小时后再烹调。

虾米和虾皮:焯水后烹调。

香肠、咸肉:避免油煎烹调。香肠和咸肉等肉制品虽然亚硝基化合物含量不高,但食用时也应避免油煎烹调。因为油煎会促进亚硝基化合物合成,使其中的亚硝基吡咯烷及二甲基亚硝胺等致癌物含量增高,煎出的油中也含有亚硝基吡咯烷及二甲基亚硝胺。

腌菜:清水清洗。用清水清洗可以有效减少腌菜中亚硝基化合物(但是这样做会使鲜味大大降低)。

研究发现,在腌制食品时加入苯甲酸和维生素 C 可阻止亚硝酸盐的形成。每千克腌制食品中加入苯甲酸 50 毫克、维生素 C 400 毫克,其阻止率可达 80%～95%,还可使腌制食品不易腐败变质,不生长霉菌,无异味。

### ❸ 不吃难消化的食物

油炸食品难消化,还有一些其他方法制作的食品难消化。例如,炒黄豆、炒玉米、炒花生、炒米等。这些炒货有一个共同的特点,就是香酥脆爽。很多地方还把炒黄豆、炒玉米、炒花生、炒米等做成糖糕。这些糖糕网上也有售卖,一般都是富有地方特色的食品。

吃这些食品一般也是为了回味那口香酥脆爽的感觉。如果你有医生的细致,当你把炒货咀嚼得很细时再吐出来,仔细看会发现其实嚼得并不细,基本还是小颗粒。再细心注意小朋友吃了这类食品后的大便,也发现仍是些小颗粒。其实大人吃了这些炒货后,消化的程度和小朋友差不多。

吃下去了,参与了消化,但被消化的比例不高。这些食物下行的过程中,肠壁和胃壁着实被狠狠地蹭了一趟。如果经常吃,肠壁和胃壁很可能遭受机械损伤,应该是很难躲过肠胃病的。

但是炒黄豆、炒玉米、炒花生、炒米还都是好东西,炒黄豆、炒米还是助消化的食品。想趋利避害怎么办?

用研磨机碾成粉末吃,即有香味,又有营养,还避免了肠胃的损伤,只是损失了那口脆爽的感觉。

### ❹ 尽量不吃生肉

中国人原本是没有吃生肉习俗的,即使是以放牧为主的少数民族也鲜有生吃牛肉和羊肉的习俗。改革开放之后,外来餐饮文化也进入中国。吃自助餐,上日式餐馆,经常会遇到吃生肉的问题,吃西餐则会遇到吃半生肉的情况。

吃生肉其实是很危险的。人易感的猪传染性寄生虫有弓形虫、棘球蚴、钩端螺旋体、旋毛虫、猪囊尾蚴等。

人易感的牛传染性寄生虫有牛带绦虫、肉孢子虫、弓形虫、旋毛虫等。

人易感的羊传染性寄生虫有旋毛虫、弓形虫、肉孢子虫等。

人易感的鱼传染性寄生虫有异尖线虫、华支睾吸虫(肝吸虫)、裂头绦虫、棘口吸虫和颚口线虫等。

深海鱼肉、牛肉和羊肉有寄生虫的概率不是很高,但总是概率问题,一旦中招就很麻烦。

猪、牛和羊在屠宰前要进行检疫，检疫合格才能在市场出售。前些年，偶尔会听到生吃猪肉或未熟透的猪肉感染寄生虫的新闻。感染了猪肉中的寄生虫后果一般是比较严重的。

淡水鱼也是高概率有寄生虫的，海鱼也难免。因此吃生肉一定要当心，没有十足的安全保证一定不要吃生肉。虽说到正规的饭店吃生鱼片比较安全（生吃肉原料经过 −38℃低温冷冻才能将有害寄生虫、细菌等大部分冻死，大多数家庭冰箱达不到此低温，因此不要尝试在家做生鱼片之类的生食），但常吃生肉总有寄生虫没有被全部杀死的风险，中一回招，疾病可能就上身了。

### ❺ 细嚼慢咽好处多

要把胃保护好，细嚼慢咽是一个重要的措施。有的人吃饭速度极快，在食堂里拿的同样一份饭菜，一个人才吃了一半，另一个人已经"光盘"了。每位快速进食的人，饭后肠胃的感觉是不同的，有的人会稍感不适，有的人一点感觉都没有。食堂里烧的米饭为便于分装，通常是用平整的不锈钢盘蒸出来的，饭粒是一颗一颗的，软硬适度。因为米饭的水分高，又是蒸熟的，所以对于食堂里的米饭，稍吃快点肠胃不会感觉到不舒服（吃半生的米饭，例如吃西班牙海鲜饭的时候就要小心一点）。适合囫囵吃的菜只有烧得近乎糊化的菜，但食堂里一般没有（一般蔬菜糊化之后菜量会显少）。快速进食时，身体分泌消化酶的速度赶不上进食的速度，大多数的菜食在很大块或颗粒的状态下就进了肠胃。消化液没来得及充分分泌，只有少量的消化液与食物混合，初步消化自然不充分，食物到达小肠时成为食糜的比例较低。不少食物仍然是块状的软体，未经充分的消化就进入大肠形成大便排出体外。虽然吃了很多的食物，可是营养吸收的比例低了。所以平时饮食一定要做到细嚼慢咽，这样对食物吸收好，对身体更有益。那些长期吃饭狼吞虎咽的朋友，年纪大了肠胃可能就会出问题。吃饭细嚼慢咽对肠胃的保护意义很大，而肠胃的健康与身体的健康关系极大。

细嚼慢咽的好处多：**一是有益于保护肠胃**。细嚼慢咽可以使唾液分泌量增加，唾液是碱性的，咀嚼的时间越充分，分泌的唾液就越多，随食物进入胃中的碱性物质也就越多，它们可以中和过多的胃酸，平衡酸碱性，减少胃酸对胃黏膜自身的侵蚀。唾液中的蛋白质进入胃部以后，还会在胃里反应，生成一种蛋白膜,对胃起到一定的保护作用。**二是有益于保护食管。**细嚼慢咽可以使食物团更加细腻,而随着唾液的增加,食物团也更加柔软,因此对食管黏膜不会形成机械损伤,降低对食管、胃黏膜和肠道的机械刺激。细嚼慢咽还能加强口腔肌肉的锻炼,加速口腔的血液循环,提高牙龈的抗病能力。**三是有助消化吸收。**口腔分泌的唾液中含有水分、蛋白酶、淀粉酶、溶菌酶和各种电解质等,唾液可以湿润并溶解食物,使食物充分水解,易于吸收。比如,淀粉酶将食物中的淀粉分解成麦芽糖。**四是有益于防病。**唾液有中和胃酸、修补黏膜的作用,有助于预防胃、十二指肠溃疡以及多种慢性胃炎。唾液腺还可以分泌对身体有益的各种消化酶和激素,它们可以促使牙齿、骨骼和肌肉变得强壮。细嚼慢咽还能促进体内胰岛素的分泌,调节体内糖的代谢,有助于预防糖尿病等。还有文献称,唾液中的氧化酶和过氧化酶能够消除某些致癌物质的毒性,充分分泌唾液,有助于消减食物中的致癌物。**五是增强头部供血,有健脑作用。**细嚼慢咽,可以使脸部肌肉得到运动和锻炼,改善头部供血,有助于刺激大脑,改善记忆力和注意力,还可以起到延缓阿尔茨海默病发展的作用。**六是有助于控制饮食。**在食物的消化过程中,血糖也会逐步升高,血糖到一定水平时,大脑会发出停止进食的信号。但是,如果进食过快,当大脑发出停止进食的信号时,往往已经吃了过多的食物。而细嚼慢咽能使停止进食的信号适时发出,有助于控制饮食。

### ⑥ 吃的顺序

米面主食、荤菜、素菜不仅成分差别大,在消化道内的消化速度也有很大的差别,自然对血糖的影响差别也很大。因此饭菜的进食顺序对升血糖的速度也会产生影响。如果你的血糖没有问题,那么吃的顺序对你来说是一个不需要讲究的问题。如果你的血糖已经"戴上了帽子",那么吃的顺序对你来说是一件很重要的事。

通常的饮食有主食、荤菜、蔬菜、汤和水果。先吃哪个呢?应该先吃不容易升高血糖的食物。如果主食是玉米、燕麦等相对比较难消化的主食,按惯常的饭菜搭配吃,血糖上升速度不会很快。如果主食是米饭、馒头等消化速度较快的主食,则应该先吃菜,最后吃主食。这样的吃饭顺序会使血糖波动比惯常的饭菜搭配模式小很多,峰值会低不少。因此,对于血糖需要监控的朋友,吃的顺序需要关注一下。

## （二）厨房里的养生

药有偏性才可以治病,不少食物也是有偏性的,既是食物也可以当作药材,用好这些食物一样能够防病治病,即所谓药食同源。用好厨房里的调料、肉食、蔬菜、水果,可以解决不少健康问题,而且用厨房里的材料解决健康问题成本小,副作用也几乎可以忽略。厨房里有健康大学问,用好厨房里的资源,对健康有特别的意义。

### ❶ 控油饮食对控制体重很重要

在中国,八成以上的家庭人均油盐摄入量超标,中国营养学会推荐的每人每天油脂摄入量是 25 克,而全国调查的结果是国人平均每人日均摄入 44 克。油的能量高,一两食用油的能量,要抵九两米饭。因此,高油饮食容易使人摄入过高的能量。

油多,菜好炒,菜的口感也会好一点,尤其是用动物油炒蔬菜,特别香。但要当心,油多了,能量就高,长期保持这样的饮食习惯,胆可能会出问题,体重可能超标,心脏也容易出问题。从事重体力劳动的人,可以适当提高摄入标准,从事一般体力劳动或脑力劳动的人就可能会因为高油饮食而出现亚健康问题。

水煮、水蒸、水炖都是安全的烹饪方式。

油少,菜的口感会差一点,但是吃习惯了就好了。

另外,食用油种类多,营养成分是有差别的,有的食用油含多种特殊的营养成分。建议购买时合理选择,避免出现对食用油的食物不耐受的情况。

### ❷ 控盐饮食对控制血压非常重要

俗话说"吃遍天下盐好,走遍天下娘好",盐乃百味之首。菜肴没有了盐,味道就会有欠缺。盐不仅是重要的调味品,也是维持生命不可缺少的物质。它调节人体体液均衡,维持细胞内外渗透压,参与胃酸形成,促进消化液分泌,增进食欲。

人不吃盐不行,吃盐过少也会造成体内的钠含量过低,导致出现食欲不振、四肢无力、晕眩等现象,严重时还会出现厌食、恶心、呕吐、心率加速、脉搏细弱、肌肉痉挛等症状。

但多吃盐对人体有害无益。研究表明:饮食高盐与高血压关系密切。中国八大菜系之首的鲁菜的特点就是鲜、咸。山东靠海,阳光充足,黄海海水晒盐方便,因此自古食盐在山东就不缺。据报道,山东省人群人均(成年男性轻体力劳动者)日食盐摄入量达12.5克,是《中国居民膳食指南》推荐量(6克)的两倍多。山东省高血压患者偏多,成人患病率达到23.44%,全国成人高血压患病率为18.8%。[1]

浙江省的滨海城市宁波市也是饮食高盐地区,据报道,宁波市高血压患病率23.6%,与山东省相近。[2]

有人调查过日本东京北部地区居民的饮食习惯,他们人均每天盐的摄入量达25克,高血压症患者占居民的30%～40%;生活在北极圈的因纽特人,人均每天盐的摄入量不足5克,几乎没有患高血压的。因此,控制盐的摄入量,对控制血压有积极意义。但也不可以走向反面,饮食不加盐,每日盐摄入量仅靠食物本身的含盐量是远远不够的。

因此建议,非体力劳动者每天盐的摄入量最好不要超过6克,重体力劳动者每天盐的摄入量最好不要超过12克。

控制盐的摄入量,可以显著影响血压,很多人只是因为长期摄入盐超标,导致高血压症。改变高盐的饮食,习惯于低盐的饮食,对大多数人而言,控制血压的效果是极为显著的。控制食盐的摄入量,是减少高血压、高血脂、高血糖的有效措施。

低盐并不会降低食物的鲜味程度。重口味的人,习惯于高盐、重油、浓香、辛辣,反而没有机会品味食物原有的鲜香。不管什么地域的人,适应低盐饮食应该不是问题,时间长了都会适应,因为健康太重要了。

### ❸ 菜肴里多加葱姜蒜

性温、辛辣的蔬菜是不多的,葱、姜、蒜就属于一类。小葱、大葱、洋葱都是菜,白姜、黄姜、红姜、老姜、嫩姜、砂姜、南姜都可以当调料,也可以当菜,蒜

---

[1]《山东高血压患者1600万　14%中小学生血压偏高》,《齐鲁晚报》济南10月8日讯(记者李钢)。
[2]《浅谈宁波地区高血压管理》,宁波市第一医院(浙江大学宁波医院)张国阳。

薹、蒜头也都可以当菜。

葱能通阳、发散、提香气、去异味。一般肉食都有腥味，而蔬菜多为寒凉。因此做菜多用葱是没有错的，而且能改善气味和口感。

姜一年四季都可以当菜、当佐料。冬吃萝卜夏吃姜，是因为生姜有防暑、开胃的效用，所以夏天要多吃，冬天也要吃。生姜禁忌不多，风热感冒时不要吃。

大蒜味辛、性温，入脾、胃、肺经。有暖脾胃、消积、解毒、杀虫的功效。蒜的季节性强，保存也比较困难，现代已有充氮保鲜技术，过了季节还能吃到新鲜的蒜薹和蒜头。当然酱大蒜、醋大蒜、腌大蒜也是很好的开胃小菜。特别推荐大蒜生吃或半熟吃。大蒜吃法不同，营养的摄取差异极大。大蒜特有的营养素称为大蒜素，是大蒜氧化后形成的，所以比较好的吃法是切碎或拍碎，并在空气中暴露几分钟之后再吃，这样吃能从大蒜中摄取较高的营养。

一般蔬菜都是凉性的，烹调菜肴时适当加上一些温性的调料，可以很好地改善菜肴的性状，对脾胃有益。对于温性的羊肉、牛肉之类的热性菜，姜就不要加了。但是猪肉、鱼肉、鸭肉是凉性的，加姜不仅能去腥，还能改善性状。因此，葱姜蒜是很好的调味料。

辣椒味辛、性热，也是很好的调味料，喜好吃辣的人也常把辣椒作为一种菜。多吃辣椒有很多好处，可以提高食欲，能增强血液循环，对一些疾病有预防作用。但痔疮患者应当对辣椒忌口，因为吃辣椒会加重"湿热下注"，导致肛周充血，使痔疮患者病情加重。

④ **早餐喝粥很养胃**

脾胃乃后天之本，把脾胃养护好对身体健康意义很大。无论是小朋友、中青年，还是老年人，如果脾胃强健，健康状况就比较好，免疫力强，不大会生病。

生病去看中医，老道的中医一般都是先给患者调理脾胃，再对症下药。如果脾胃不好，吃的东西吸收不了，能量自然供应不上，身体肯定也好不了，当然对医生开的药吸收也不会好，药效自然也无法体现。据世界卫生组织统计，胃病在人群中发病率高达80％。所以平时我们对脾胃要特别关照，不能胡吃海喝。

如果没有糖尿病,建议早餐喝点粥。熬得很透的粥,再加上红枣(红枣要撕开后入锅)和生姜(要去皮、切片或切成末)同时熬,红枣生姜粥健脾胃的效果是很不错的。

根据季节,早饭可以考虑吃各类粥,再搭配一些早点(鸡蛋、肉包子等)和小菜。粥可以有很多花样,蔬菜粥、二米粥(粳米混合糯米煮的粥)、八宝粥、皮蛋瘦肉粥、玉米粥、小米粥、绿豆粥等。网上可以找到各类粥的做法,现在有电饭煲、高压锅,煮粥很方便。

考虑到一般人都有湿寒的问题,可以在粥中加一些赤小豆(不是大赤豆,比赤豆小,在市场上赤小豆的价格也比赤豆高一些。赤小豆有明显的去湿作用,赤豆不具备)、薏米、茯苓、芡实等。这些食材比较难煮透,可以先煮熟,再加入其他食材。不能少的是红枣和生姜,如果橘子皮的味道可以接受,还可以再加点陈皮。

对于糖尿病患者,通常的米粥是不宜吃的。米粥煮得烂,喝下去消化吸收快,血糖会产生较大波动。燕麦粥对于糖尿病患者是比较适合的,同样也可以适当加一些红枣、生姜等配料,做成可口的燕麦粥。

有人说早餐喝粥,营养和能量保证不了。其实这个问题可以通过早餐加的点心或粥里加料来解决。粥中加肉糜煮成瘦肉粥不仅口感丰富,还能增加营养,同样再加个肉包子、加个鸡蛋营养就跟上了。如果还要考虑早餐补钙,再加一块馒头(面包)夹奶酪也是可以的。

### ⑤ 每天吃适量的蔬果

中国人的饮食基本离不开蔬菜,这个好习惯给我们带来一个很大的好处——在中国人当中得直肠癌、心血管病的比率少。(目前中国结直肠癌标化发病率和死亡率仍然低于美国,但是美国发病率和死亡率正呈逐年下降趋势,而中国发病率和死亡率都在持续上升[①];2011 年在美国 2.12 亿人口中,心血管病患者 8 360 万人,患病比率为 26.8%,同时期中国 13.49 亿人口中,心血管病患者 2.3 亿人,患病比率为 17.0%[②]。)根据联合国粮农组织 2017

---

① 《中国结直肠癌发病和死亡情况及防控策略》,《解放军医院管理杂志》,2021 年 12 月 30 日,第 28 卷第 12 期,作者:王露芫,张鹭。

② 《中美最新心血管病报告对比解读与思索》,《医学研究杂志》,2013 年 7 月,第 42 卷第 7 期,作者:陈可冀,刘玥。

年的数据，中国人均蔬菜消费量为 377.17 千克，位列世界第一，是美国的 3.3 倍，是日本和印度的 4 倍，韩国的 5 倍。中国农科院 2019 年报告显示，中国蔬菜总消费量为 52245 万吨，平均算下来每人每天消耗 1.04 千克蔬菜。但是近年来，随着生活水平提高，国民生活习惯和饮食结构的改变及老龄化进程的加快，我国直肠癌、心血管病的发病率呈明显上升趋势。

（1）多吃蔬菜

蔬菜和水果功能是差不多的，有的水果也是蔬菜，比如西红柿。有的蔬菜也可以当水果，比如黄瓜。多吃蔬菜既可以防止便秘，又可以减少粪便中有害物质对肠壁的刺激，起到预防肠癌的效果。

人均每天吃 500 克左右的新鲜蔬菜是适当的。饮食中的蔬菜很重要，因为蔬菜中含有大量身体必需的营养素和纤维。蔬菜中的营养素主要是哪些呢？生物碱、维生素、蛋白酶、多糖，以及常规的矿物质、脂肪、蛋白质、淀粉等。蔬菜特有营养价值的是蔬菜中的生物碱、维生素、蛋白酶、多糖。烧菜温度高了，这些营养素容易分解或变性，失去活性，营养价值就降低了。因此，有的蔬菜不要炒太久、煮太烂。有的蔬菜要烧透，因为要通过高温分解有毒性的生物碱；有的是为了让蔬菜具有特定的营养，要烧透，例如大白菜要烧透了吃，营养才好。

建议一些没有忌讳的蔬菜能生吃的就生吃，一个比较普遍适用的好办法是将切好的蔬菜在开水中焯一下捞出，用少许盐油和其他调料拌一下吃。这一方法能很好地去除残留的农药，菜也不会过熟，味道也可以调得很可口。

凡是豆类的蔬菜都要当心，不少豆类蔬菜含有有毒生物碱，必须熟透才能分解、安全食用。例如毛豆、蚕豆、四季豆、扁豆等豆类，还有黄花菜也是需要烧透才能完全分解生物碱毒性。这些菜煮、蒸、烤、炒都可以，只要熟透了，就安全了。

（2）适当吃点水果

每天吃适量的水果是身体的需要，也是小康生活的一个体现。刚过上好生活，我们还没有养成吃水果的习惯。在 20 世纪七八十年代，每天有水果吃是件奢侈的事，人们能吃饱饭就很满足了。只有到相应的季节，市面上会有一些本地的水果，价格会大众化一点，但品种也少。来自南方的热带水果价格高，除了香蕉，难得见到其他品种，还好那个时期蔬菜很便宜。现在生活条件好了,大家都知道每天吃点水果的好处。

水果究竟要如何吃、什么时间吃、吃多少分量、吃哪种水果还是有些讲究的,每天吃200克左右的水果是合适的。天天五蔬果是世界卫生组织、联合国粮农组织、美国国家癌症研究院、健康促进基金会推荐的,目的是让大家多吃蔬菜水果,降低罹患癌症与心血管病的风险。建议每人每天至少要吃3份蔬菜和2份水果。而1份的量大约是100克左右,100克的水果大概是一个小苹果,差不多是一个橙子,或是一只大猕猴桃的分量,一天要吃2份。而在选择水果的时候,尽量选择两种以上不同的水果,以摄取更为丰富的养分。

(3)吃当季的蔬果

《黄帝内经》有"五谷为养,五果为助,五畜为益,五菜为充,气味合而服之,以补精益气"的膳食配伍原则。同时还告诉人们不可暴饮暴食,避免五味偏嗜。但是问题又来了,自从有了大棚,各种蔬菜一年四季都能吃得到,改变了蔬菜本来的季节生长秩序,同时所谓的有机栽培,让人感觉到蔬菜没有从前的鲜甜、清香。

吃当季蔬果的第一个好处:应季蔬菜的味道最好,因为自然的生长才能汲取最多的营养,也提供给人最多的营养补充。第二个好处:价格便宜。第三个好处:免除大棚催熟过程中的化学添加。当然目前还没有证据表明,不吃当季菜会影响健康。

青菜、大白菜、卷心菜是一年四季的当季菜,不仅营养好,长期食用也安全,而且价格一般都比较实惠。

(4)冬天多吃萝卜

萝卜是普通蔬菜,但它的营养价值并不普通,其维生素C的含量超过了很多水果,它的药用价值也很突出,而且偏性不突出,是应该常吃的蔬菜。民间自古就有"冬吃萝卜夏吃姜"的说法。冬季时,多吃萝卜可以顺气化痰,消食健胃,预防上火、咳嗽。冬天由于气温下降,一般入口饮食的温度会下降,偶会吃冷食,可能会造成消化系统的问题。另外,人也容易着凉而影响消化。天冷多吃萝卜,尤其是吃烧熟的萝卜可以缓解寒冷对消化系统的影响。

萝卜生吃是性凉的,味辛甘,无毒,入肺、胃经,能消积滞、化痰热、下气、宽中和解毒。

萝卜熟吃是性温的，功效也差不多。天冷了多吃炖熟、炒熟的萝卜。萝卜炖猪排、炖牛肉，萝卜丝红烧带鱼，萝卜干炒豆腐干等，都是比较下饭的菜。

（5）水果的选择也是一件要紧事

提倡吃水果，但一天的量不要吃过多。水果一般都是凉的，吃多了，脾胃受凉，伤脾胃，尤其是秋冬季节不宜多吃凉的水果。提倡水果适量吃的另一个原因是水果也有偏性，水果一般都不宜吃太多，吃多了或多或少会有点不良反应。

宜常吃、能常吃、没偏性的水果大概就是苹果了。现代贮存保鲜技术先进，不少水果可以长期保鲜，使人们可以跨季享用，甚至整年享用，苹果就是可以一年吃到头的水果。西方的谚语：一日一苹果，医生远离我。建议经常吃苹果。其他水果如猕猴桃、橘子等，宜常吃，但保存期远不如苹果。

不宜多吃的水果：所谓多吃，就是到季节了，连着吃，每天吃的量还不少于 200 克。荔枝、樱桃、桃、杏、李子、山竹、西瓜等水果属于不宜多吃的水果。

荔枝性热，味甘，部分人吃多了会上火。但是如果不上火的话，也没有血糖的困扰，可以多吃点，但量也不要过多。

樱桃性热，味甘。樱桃虽好，但不要多吃，大人、小孩都不宜多吃。大人吃多了易诱发陈疾，小孩多吃易发热性病。有些情况下樱桃吃多了有致命的危险，所以看到樱桃一定不要贪嘴。

桃子味甘酸、性温，有生津润肠、活血消积、丰肌美肤的作用。李时珍曾说："生桃多食，令人膨胀及生痈疖，有损无益。"有内火的人，桃子不宜多吃。

杏味酸，性热，不可多食，多食易发痈疖，伤筋骨。

李子味甘酸，性凉，吃多了损伤脾胃。俗语说，"桃养人，杏害人，李子树下埋死人。"杏和李都不宜多吃，量要适度。

山竹在一些地方是高价水果，营养丰富，但性寒凉，也是不宜多吃的水果。

西瓜是很常见的水果，如果不是为了伏天解暑，建议西瓜要少吃。西瓜大家都喜欢吃，但西瓜性寒，吃多了不知不觉中伤了脾胃，增加体内湿寒。西瓜在炎热的伏天是时令水果，吃西瓜解暑。不是伏天还是少吃为好。因含糖，如果不是从事体力劳动，一次也不宜吃太多。西瓜性寒凉，能清热泻火，脾胃虚弱者多吃易引发胃痛、腹胀、腹泻。无论男女老少，在伏天也最好不要吃冰镇西瓜。不论何种体质,冬天都不宜吃西瓜,更不宜在冬天吃冰镇西瓜。老年人尤其不宜吃冰镇西瓜。

什么时机吃水果吸收好?餐前一个小时,或是两餐之间,这样吃水果营养吸收好。水果的养分大多是水溶性的,容易被吸收。若是饭后吃水果,因为胃里面尚有其他食物等待消化,水果滞留在后,在到达小肠前,与酸化的食糜混合,水果养分吸收效率下降。餐前吃水果还有另一个好处就是水果的热量较低,饭前吃水果能让胃部有饱足感,可以相对减少其他食物的摄取,对于想要瘦身的人很有好处。

学龄前儿童不宜空腹吃水果,小朋友空腹吃水果很容易引发呕吐。到了秋冬季节,要适当减少小朋友吃水果的量。

很多水果皮薄,在水果薄皮上有一些很有营养价值的生物活性物质。如果没有农药污染的担忧,这类水果洗干净连皮吃也很好。但有的水果连皮吃的口感很差,比如桃子,去了皮吃才有好口感。

### ⑥ 关注食物的营养

现在生活条件好了,吃饱不是问题,但由于人们对食物营养成分认识的不足,在食物选择上出现偏好,可能会导致营养的不足。人的新陈代谢会消耗很多的东西——水、糖、维生素、脂肪和蛋白质等,这些必须得到及时的补充。

**一是蛋白质的补充。**一个成年人在非重体力劳动的情况下,一天需要70~80克蛋白质。蛋白质的来源很多,有来自蛋、禽、肉、鱼、奶等的动物蛋白,还有来自豆制品、面制品、谷物、蔬菜等的植物蛋白。一般情况下,每天一个鸡蛋、一杯奶,再适当吃一点肉食就基本能满足需要了。这是小康生活背景下的营养搭配。比较节俭,而又保证满足需求的是一天两个鸡蛋。鸡蛋的蛋白质质量好,营养全面,还比较好消化吸收。一般比较有争议的是蛋黄的取舍,不少人把蛋黄舍弃了。只要每天保持一定的运动量,一天吃1~2个鸡蛋蛋黄是合适的。植物蛋白在食物中的含量低,在生活条件比较好的情况下,一般都不作为补充蛋白质的指标(蛋白质含量较高的是豆类食物,对荤腥有忌口的,豆类食物可以作为蛋白质主要来源)。如果主要以肉食作为蛋白质的补充,建议膳食方案多样化,青少年可以多吃红肉,年长者可以多吃鱼肉。

**二是糖分的补充。**人新陈代谢的能量之源是糖分，糖分也是一个不能忽视的营养。如果主食吃的量不足，能量将由脂肪或蛋白质转化，代谢产生的毒素增多，这会导致代谢负荷增加。一日三餐要有一定量的主食，保证有足够糖分。主食可以选择米饭、面食、杂粮。丰富的中餐主食样式可以避免厌食，通过主食搭配可以避免食物不耐受。适当吃主食的好处是糖分补充速度快，尤其是早餐要有一定量的主食。

**三是维生素的补充。**维生素是新陈代谢的催化剂，人体不能合成也不能储存，因此维生素必须每天都能得到及时的补充。每天适量地吃蔬果、坚果、鲜肉，以确保得到足够的补充。水果和新鲜蔬菜的维生素 C 含量较高。水果不宜选特别甜的，一些熟透的水果高度糖化，虽然口感会很好，但维生素 C 基本消耗殆尽。如果过生，则酸度过高，口感不适。一般坚果含有的维生素 E、维生素 K 比较高，新鲜鱼肉中维生素 A 和维生素 D 含量相对较高。

### ❼ 饮食的多样化

人体对各类营养素的需求是极其复杂的，单一的食物无法满足人体复杂的营养需求，我们要从丰富的食物中吸收丰富的营养。如果长期保持单调种类的饮食，可能会导致某些类别的营养素缺乏，具体表现为长期占主导的某类食物的不耐受，引发一些慢性临床症状，主要表现在消化系统、皮肤症状、神经系统等方面。

食物不耐受从临床上是指重复出现对特定食物或食物成分产生的不良反应，是由于免疫反应、酶缺乏、药理作用、激惹反应以及毒理反应引起的。食物不耐受不包括细菌、真菌、病毒、化学毒物、刺激性食物的毒性反应和主观厌恶某种食物的心理反应。

根据食物种类可划分为传统 14 项检测和全套 90 项检测。14 项被检测食物包括牛肉、花生、鸡肉、猪肉、鳕鱼、大米、玉米、虾、蟹、大豆、蛋清/蛋黄、西红柿、蘑菇、小麦。

90 项被检测食物包括球叶莴苣、龙虾、柠檬、利马豆、麦芽、小米、杏仁、蘑菇、美式乳酪、芥菜籽、苹果、燕麦、鳄梨、橄榄、香蕉、洋葱、整粒大麦、橘子、牛肉、牡蛎、越橘、欧芹、椰菜、桃、荞麦、花生、黄油、杂色豌豆、卷心菜、菠萝、蔗糖、猪肉、哈密瓜、马铃薯、胡萝卜、大米、腰果、黑麦、菜花、红花籽、芹菜、鲑鱼、切达干酪、沙丁鱼、鸡肉、扇贝、红辣椒、芝麻、巧克力、河虾、肉桂、鳎鱼、蛤、大豆、鳕鱼、菠菜、咖啡、南瓜、可乐豆、草莓、玉米、青豆、白软干酪、葵花籽、牛奶、甘薯、螃蟹、瑞士干酪、黄瓜、红茶、蛋白/蛋黄、烟草、茄子、西红柿、大葱、鲢鱼、羊奶、金枪鱼、葡萄、火鸡、釉子、黑胡桃、嫩豌豆、小麦、青椒、面包酵母、大比目鱼、啤酒酵母、蜂蜜、酸乳酪。

由于食物不耐受的人的机体对某种或多种食物产生了过度的保护性免疫反应从而产生了食物特异性 IgG(免疫球蛋白 G),血液中食物特异性 IgG 水平检测可用于证实是否存在食物不耐受。根据食物特异性 IgG 的不同浓度,检测结果可分为"阴性、轻度不耐受、中度不耐受、重度不耐受",并可根据检测结果,暂时不食用重度不耐受食物,选择阴性食物。因此饮食的多样化对于满足人体对营养的需求很有意义,只有饮食多样化,才能满足身体对营养的复杂需求,避免食物的不耐受,提高身体的免疫力。

表 3-1　食物不耐受和食物过敏的区别

| 项目 | 食物不耐受 | 食物过敏 |
| --- | --- | --- |
| 发病率 | 50%(人群) | 1.5%(人群) |
| 发作特点 | 延迟性 | 速发性 |
| 作用机制 | IgG 介导 | IgE 介导 |
| 发病时间 | 一般在进食不耐受食物 2~24 小时后出现反应 | 进食敏感食物后 2 小时内发病 |
| 发病人群 | 各年龄段的人群 | 主要见于儿童,成人相对较少 |
| 常见症状 | 各种各样的慢性症状 | 主要表现为荨麻疹、湿疹、呕吐、腹泻等典型过敏症状 |
| 发病组织 | 人体各组织器官都可能受累 | 主要影响皮肤、呼吸道和消化系统 |
| 诊断难易 | 起病隐匿、涉及食物较多,患者难以自我发现不耐受食物 | 发作迅速、涉及食物较少,患者容易自我发现敏感食物 |
| 敏感食物 | 常为喜食食物 | 多为不常吃的食物 |
| 检测手段 | IgE 常为阴性,IgG 检测阳性 | IgE 检测及皮肤实验阳性 |
| 治疗措施 | 忌食不耐受食物 | 免疫及对症治疗 |
| 预后情况 | 忌食后 6 个月,症状多能消除 | 多为长期过敏 |

## （三）喝茶的讲究

喝汤、喝茶有时也是一种很有文化内容的生活形态，不管仪式、样式多么繁复，但基本都是安全的，因为旧时代没有现代的化学工业。现在生活富裕了，把喝茶和品汤嵌入了文化风味，运用现代科技，加上一些复古的程序，把喝的搞得复杂了，不当心就会喝出不安全。口感好是年轻人的追求，但经常会有塑化剂进入饮料的新闻，也偶尔听说某种饮料含有有害成分（例如重金属、菌落等）超标的事件。

### ❶ 茶叶有品位，更要讲究适应性

茶文化历史悠久，如从神农时代算起，已有四千多年。把喝茶搞得有仪式感的是茶圣陆羽，陆羽的一部《茶经》把喝茶上升到了文化的高度，喝茶成为富有品位的一种生活体验。现在生活好了，一些人真把饮茶作为人生品位来体验了，传统好茶价格被炒到天价，饮茶有时候不是作为一种解渴的方式，而是作为一种消遣和交友方式。不过饮茶确实有好处。

（1）饮茶的好处很多

茶叶有止渴、清神、利尿、止咳、祛痰、明目、益思、除烦去腻、驱困轻身、消炎解毒等功效。

**喝茶能提高耐力。** 茶叶中含有一种名为"儿茶素"的强抗氧化剂，能改善肌肉耐力，增强人体抗病毒能力，并有降血糖的功能。喝茶能提高人体对紫外线的耐受。茶叶中的茶多酚是水溶性物质，具有抑菌、抗皮肤老化的作用，还有助于减少紫外线对皮肤的损伤。**喝茶能减肥。** 长期喜好喝茶的人，瘦的比例高。唐代《本草拾遗》就提到茶具有"久食令人瘦"的功效。国外研究也表明，长期饮茶可以缩减腰围，降低身体脂肪指数，从而有助于预防糖尿病和心脑血管疾病。**喝茶能提高人体对辐射的耐受。** 有研究表明，茶多酚及其抗氧化物可以吸收一些放射性物质，降低细胞受到的辐射伤害，对于修复受损细胞也有帮助。临床研究还显示，茶叶提取物可治疗肿瘤患者在放射治疗过程中引起的轻度放射病，治疗辐射导致的血细胞、白细胞减少，效果明显。**喝茶还能改善记忆力。** 喝茶能维持大脑乙酰胆碱水平，改善记忆力，减缓阿尔茨海默病的发展,预防和治疗神经系统疾病。此外,茶叶中的咖啡因能促使中枢神经兴奋,有提神、益思、清心的效果。

(2)茶的种类

根据制作方法的不同可将茶叶分为绿茶、红茶、白茶、黑茶、黄茶、乌龙茶、花茶、紧压茶(砖茶、茶饼)和速溶茶(茶粉)等几大类。

绿茶是指采自茶树的新叶或嫩芽,经过杀青、整形、烘干(炒制)等步骤而生产出的成品茶叶。其成品的色泽和冲泡后的茶汤较多地保留了鲜茶叶的绿色。

绿茶性寒凉,夏天喝比较合适,对于肠胃不好的人建议不喝绿茶,喝红茶。

红茶是一种全发酵茶,采摘的嫩叶经过萎凋、揉捻、发酵、干燥等步骤生产出茶叶成品。红茶比绿茶多了一个发酵的过程。茶叶的发酵是在空气中氧化,发酵作用使得茶叶中的茶多酚和单宁酸减少,产生了茶黄素、茶红素等新的成分和醇类、醛类、酮类、酯类等芳香物质。同时寒凉的性状也发生了改变,红茶对于有茶瘾的人,是四季宜饮良品。

白茶是一种轻微发酵茶,采自一种特殊品种的茶树嫩芽,因芽头长满白毫,如银似雪而得名,主产区在福建北部。基本工艺包括萎凋、低温烘焙(或阴干)等工序。云南、江西、安徽、浙江等地也有出产。白茶性状和绿茶相近,建议夏天喝。

黑茶因成品茶的外观呈黑色,故得名。黑茶属于六大茶类之一,属后发酵茶,以有大量金花为上品。主产区为广西、四川、云南、湖北、湖南、陕西、安徽等地。传统黑茶采用的黑毛茶原料成熟度较高,是压制紧压茶的主要原料。黑茶性温,因此黑茶的适应性较好,基本上各类体质的人都适宜喝,四季均宜饮用。

黄茶是中国特产。黄茶属轻发酵茶类,加工工艺和绿茶基本一致,只是在茶叶炒制前增加一道"闷黄"的工艺,使茶叶中的茶多酚、叶绿素等物质部分氧化。黄茶的杀青、揉捻、干燥等工序均与绿茶制法相似,其最重要的特色工序在于闷黄,这是形成黄茶的关键。主要做法是将杀青和揉捻后的茶叶用纸包好,或堆积后以湿布盖之,时间以几十分钟或几个小时不等,促使茶坯在水汽作用下进行非酶性的自动氧化,形成黄色。黄茶性状和绿茶相近,建议夏天喝。

乌龙茶是鲜茶经过杀青、萎凋、摇青、半发酵、烘焙等工序后制成的茶。以前乌龙茶的消费市场主要在福建和广东，近年推广较好，全国其他地区也开始接受乌龙茶，出口市场主要是日本、东南亚和港澳地区。乌龙茶性微寒是其在南方地区广受欢迎的主要原因。

花茶是利用茶叶能吸收气味的特点，将有香味的鲜花和新茶一起窨，茶叶将香味吸收后再把干花筛除制成的花茶成品，也有不再筛分的花茶。普通花茶的香源花是茉莉花，茶叶选用绿茶制作，也有用红茶制作的。香源花还可以是玉兰花、桂花、珠兰花等。

紧压茶（砖茶、茶饼）是以黑毛茶、老青茶和其他适合制毛茶的茶叶为原料，经过渥堆、蒸、压等工艺加工而成的砖形或其他形状的茶叶。紧压茶的多数品种比较粗老，干茶色泽黑褐，汤色橙黄或橙红。紧压茶密度高、防潮性好，便于运输和储藏，茶味醇厚，深受牧区的少数民族欢迎。喝紧压茶时一般都是用茶壶煮的，因此茶汤很浓，易使人产生饥饿感，因此一般喝紧压茶时都会加点奶、酥油或糖。紧压茶性温，适宜四季饮用。紧压茶中的普洱茶，近年来颇受关注。

速溶茶是茶叶提取物，一般是绿茶或红茶速溶茶。速溶茶适应现代生活快节奏的需要，在发达国家或经济发达地区消费量较大。

茶叶还可以按产地划分，将茶叶划分为川茶、浙茶、闽茶等，这种分类方法一般仅是俗称。

还可以按生长环境来分：平地茶、高山茶、丘陵茶等。高山茶因为采摘周期长，产出的茶叶香气浓、滋味好、耐冲泡，比较受追捧。

（3）泡茶的方法

泡茶的方法是茶文化的重要内容。泡茶是为了茶叶发挥更好的功效，同时也有更好的滋味。不同的茶叶性状不同，因此让茶叶的好味道充分释放出来，泡茶的方法是有讲究的。同样用 3 克茶叶，加 150 毫升水冲泡，都冲泡 5 分钟，因为水温不同，茶汤中溶解的咖啡因、多酚类、氨基酸等都有很大区别。茶叶在 100℃ 和 60℃ 的水中的溶解量大约相差一倍。茶叶精华必须充分释出，茶水才有滋味。因此泡茶要根据茶的不同来定汤。

绿茶是非发酵茶，冲泡绿茶水温要相对低一些，要使绿茶中的营养成分溶解出来并保持,用80～85℃开水比较适宜。冲泡温度过高,绿茶的主要营养成分——茶多酚类就会被破坏,其中的芳香物质也挥发得快。另外,泡茶一般是现泡现喝,因此冲泡绿茶最好用瓷杯(保温性一般,散热速度较快),泡绿茶一般不盖杯盖,加杯盖易使茶汤发黄。

红茶是发酵茶,冲泡发酵茶乌龙茶、红茶、花茶、普洱茶用刚烧开的水比较合适,用刚煮沸的开水冲泡能够促进红茶中的有益成分溶出。泡红茶要盖上盖子,喝的时候倒到另外的小杯中,这样既有红茶香,也凉得快。

早前在农村还有煮茶的习惯。到地里干农活,尤其是夏天,需要又能解渴还能解暑的茶,就用老茶叶(放置经年的绿茶)在锅里煮好,盛在水壶里带出来喝。老茶叶确实能解暑,功效和红茶相近。

(4)喝茶还有六忌

喝茶有不少好处,但是喝茶也有禁忌。

一是不要喝浓茶。浓茶的咖啡因含量较高,咖啡因既可抑制十二指肠对钙的吸收,又可促进血钙的析出。由于双重作用,天长日久,导致人体缺钙,引发骨质疏松症,因此常饮浓茶易伤骨。茶叶中的茶多酚对肠胃黏膜具有较强的收敛作用,浓茶中的茶多酚含量高,会减缓胃的收缩和肠道的蠕动,因而影响食物的消化和吸收,常饮浓茶可引发便秘。古人说"淡茶温饮最养人",这句话是有科学依据的,喝茶还是茶叶适量为好。

二是不要喝烫茶。泡茶的温度是比较讲究的,泡茶用水的温度对茶汤的滋味、香气和内含物的浸出影响很大。但是,喝茶不能泡开即喝,要凉一凉再喝,长期喝烫茶,会损伤口腔黏膜、消化道和胃壁。

三是不要喝隔夜茶。在冬天的江南,喝隔夜茶没有什么危害,再加点热水还可以喝,只是滋味差了些。但气温高了,尤其在夏天,隔夜茶会馊掉,喝隔夜茶可能会拉肚子。

四是饭前不喝茶。饭前喝茶,会使胃液分泌异常,造成消化道黏膜收缩,引起肠胃不适。

五是睡前不要喝茶。茶叶中含有咖啡因、茶碱等,对中枢神经有兴奋作用,睡前喝茶容易失眠。

六是不要与药物一起服用。茶的成分复杂,与药物一起服用可能会使茶叶中的成分与药物中的成分发生化学作用,降低药效。

## ❷ 喝非茶叶茶也是一个很好的选择

有一些"茶"并不是真正意义上的茶，因为饮用方法上与一般的泡茶方式一样，而且也可以用来招待客人，故而人们常以茶来命名。有的茶已经没有多少人知道它是不是茶了。不仅茶叶可以泡茶，枸杞、红枣、莲芯、绞股蓝、丁香、炒大麦等都可以泡茶水喝。还有一些让人感觉有点古怪的茶，例如虫茶（"米缟螟"幼虫采食茶叶后拉出的粪便干）、鱼茶（高山淡水生鱼片加发酵的米酒，再经 25 天以上的密封发酵，制作成的鲜美饮汤）。

温性、热性的茶适合经常饮用，寒凉的茶适宜在夏天饮用。事实上长期饮用绿茶对一些脾胃不好的人，也会产生不良影响。另外，有不少人是不适合喝茶叶茶的，喝过茶叶茶后过于兴奋，影响睡眠，因此喝一点非茶叶茶是一项不错的选择。很多非茶叶茶被当作饮品不失品位，也有保健作用。

（1）性平、辛热的茶，忌讳少

性平、辛热的茶长期饮用副作用少，一般可作为常饮茶。

枸杞茶：枸杞性味甘，性平，归肝、肾经。枸杞具有滋养肝肾、明目等功效，久服可以延缓衰老。枸杞浆果红色，卵状，长 7～15 毫米，人工栽培后可达 22 毫米，直径 5～8 毫米，花果期 6～11 月。枸杞为多分枝灌木，野生的一般高 0.5～1 米，人工栽培的可达 2 米多。古时枸杞已作为药，人工栽培历史悠久，以宁夏中宁地区的枸杞最受推崇。

对于长期看电脑的白领和离不开手机的男男女女，除了坚持做眼保健操护眼外，常喝枸杞茶也可以很好地保护眼睛。常喝枸杞茶对眼睛保护很有好处，对解除眼疲劳效果明显，对于眼底视网膜血管的软化作用也很显著。泡茶饮用时，枸杞果可以直接吃下去。脾虚有湿及泄泻者忌用。

兰香茶（佩兰和藿香）：藿香和佩兰是一组对药，一般都是相配使用，二者合用有化湿、解暑、止呕的功效，用于湿阻中焦、中气不运所致的脘腹胀满、食欲缺乏、恶心呕吐等症。也可以用于夏天外感风寒，或是食生冷所致的头痛恶寒、发热、恶心呕吐、腹痛腹泻等症。兰香茶夏天可以作为常喝饮品。

佩兰性平，微辛。入脾、胃、肺经。具有醒脾化湿、清暑辟浊的功效。一般与藿香合用，是为兰香茶。阴虚、气虚者忌服。

藿香性微温，味辛。归脾、胃、肺经。有芳香化浊、和中止呕、发表解暑的功效。

山楂茶:山楂为落叶乔木,山楂树的果实。山楂性酸、味甘、微温。归脾、胃、肝经。能消食健胃,促进肠胃蠕动,有消积肉食的作用。还有行气散瘀,有扩张冠状动脉、舒张血管、降脂降压强心的效果。对于久坐少动的白领也非常合适,适宜经常饮用,但孕妇忌用。

红枣茶:红枣属于被子植物门、双子叶植物纲、鼠李目、鼠李科、枣属的植物。红枣味甘、性温,归脾胃经,有补中益气、养血安神、缓和药性的功能,因此,红枣经常和有其他功效的茶配合。泡茶饮用时最好使用去核枣片,饮用方便。如果是整个完整的红枣,最好将它撕开后泡开水或煮水喝。如果不忌讳生姜,加几片姜片效果更好。

陈皮茶:陈皮味辛、苦,性温。归脾、胃、肺经。有消积、化痰的功效。柑橘皮晾干后就是陈皮,但是当年的柑橘皮苦味过重,需多加糖来改善口感。柑橘皮存放的时间越长,柑橘皮油分挥发得越彻底,口感会更好一点,存放5~10年的柑橘皮基本就没有苦味了。陈皮茶男女老少皆宜,有理气化痰、止呕消胀、舒肝健脾、和胃的功能。对老年人的气管炎、哮喘病有明显的缓解作用;对一般人的消化不良、胸腹胀满也有效果。陈皮通常被蜜炼或晾干泡茶食用。市面上有"九制陈皮"产品售卖,是一种传统的消积止咳化痰的零食,可直接食用,老少皆宜。"九制陈皮"采用优质的柑橘皮为原料(广东新会的柑橘皮为上品),经过拣皮、浸漂、保鲜、切皮、腌制、沥干、调料、反复晒制而成。

大麦茶:把大麦炒到焦黄,用热水冲泡,有一股浓浓麦香,这就是大麦茶。喝大麦茶能开胃,助消化,有减肥的作用。大麦茶味甘、性平,有消积食、和胃止渴、消暑除热、益气调中、宽胸大气、补虚劣、壮血脉之功效。推荐夏天喝,冬天也不忌讳。

玫瑰花茶:玫瑰花性温、味甘、微苦,归肝脾经。玫瑰花茶为再加工茶中花茶的一种,是由茶叶和玫瑰鲜花窨制而成。玫瑰花茶能降火气、滋阴美容、调理血气、促进血液循环、养颜美容,且有消除疲劳,愈合伤口,保护肝脏、胃肠的功能。胃寒、腹泻、身体虚弱者不宜服用。

丁香茶:丁香性温,为桃金娘科,属落叶灌木或小乔木。丁香茶主要产自吉林长白山。丁香具有养胃抗菌、健胃祛风、温中壮阳、下气降逆的作用。丁香茶是调理脾胃的好茶。

西红花茶：西红花，为鸢尾科植物番红花的干燥柱头。原产地为伊朗。味甘、性平，归心、肝经，具有活血化瘀、凉血解毒、解郁安神的功效，孕妇慎用。《本草纲目》中记载："主治心忧郁积，气闷不散，活血。久服令人心喜。又治惊悸。"现内地已有大量栽培。泡茶饮用时一杯用十根左右，用开水泡，待水色金黄，温度接近体温时饮用。

姜茶：生姜性温、味辛，是多年生草本植物姜的新鲜根茎。归肺、脾、胃经。具有解表散寒、温中止呕、温肺止咳、解毒的功效，常用于风寒感冒、脾胃寒证、胃寒呕吐、肺寒咳嗽、解鱼蟹毒。生姜泡茶一般都会加红糖改善口感增强效果。市面上有制好的红糖姜茶售卖，方便使用。雨中淋湿后喝一杯热的红糖姜茶是民间广为流传的驱寒暖身的特效方。

柠檬茶：柠檬味酸甘、性平，入肝、胃经，有化痰止咳、生津、健脾的功效。由于柠檬富含维生素C，长期饮用柠檬茶具有一定的保健作用。

乌梅茶：乌梅味酸、涩，性平。归肝、脾、大肠经。具有敛肺、涩肠、生津驱蛔、止血的功效。酸梅汤用乌梅、山楂加冰糖煮成，是消夏的保健饮品。

玉米须茶：味甘、性平。归膀胱经、胆经。有健脾利湿、平肝利胆、降血脂、降血糖、降血压的作用，对治疗肾水肿、蛋白尿有效。作为代茶饮可以长期饮用，没有副作用。

还有其他可以经常饮用的性温的好茶，如祛湿茶。现在淘宝上可以买到袋装的祛湿茶，使用很方便，也有很好的保健价值。祛湿茶一般都有薏米、芡实、茯苓、赤小豆、山楂、陈皮、甘草、红枣等，加上其他配料制成。

（2）寒凉的茶要当心，一般不宜常饮用

寒凉的茶一般不宜长期饮用，在炎热夏季和干燥的秋季可以适当喝点，天气凉了就尽量不要再喝了。

菊花茶：菊花味甘苦，性微寒，具有疏散风热、平抑肝阳、清肝明目、清热解毒的功效。脾胃虚寒者和孕妇不宜喝菊花茶。

菊花品种繁多，不仅观赏的菊花品种多，作为药用的菊花品种也很多，一般按颜色和产地区分。按颜色分有白菊、黄菊，按产地分主要有"亳菊""滁菊""贡菊""杭菊"等。《本草备要》记载："菊花味兼甘苦，性察平和，备受四气，饱经霜露，得金水之精，益肺肾二脏"。《本草纲目拾遗》记载："治诸风头眩，明目祛风，搜肝气，益血润容。"未开放的花蕾为上品，叫作胎菊（也称蕾菊）。

**猫须茶**：猫须草性味凉，甘淡微苦。由于赤道附近气候炎热，因此东南亚地区将猫须草作为常用饮品。猫须草清凉消炎，可入药，主要用于治疗急慢性肾炎、膀胱炎、尿路结石和风湿性关节炎。猫须茶对高尿酸有一定的疗效，同时也要注意寒凉带来的不良反应，不是夏天不宜长久喝。

**决明子茶**：决明子是豆科草本植物的种子，决明子味苦、甘、咸，性微寒，入肝、肾、大肠经。具有清肝明目、润肠通便的功效。在炎热的夏秋，决明子泡茶喝比较好。炒决明子可以降低决明子的苦寒，降低滑肠的作用。

**莓茶**：莓茶性寒，学名显齿蛇葡萄，属于葡萄科蛇葡萄属，是一种野生藤本植物。莓茶富含双氢黄酮醇，具有杀菌抗炎、清热解毒、镇痛消肿、润喉止咳等作用。常饮用能调节肾功能，对心脑血管疾病、风湿、类风湿有较好的预防作用。

**莲心茶**：莲心性寒，是莲藕成熟种子中的干燥胚芽。秋季采收莲子时，将莲子剥开，取出绿色胚（莲心），晒干。莲心茶主要具有安神固精、清热降火、降压、强心、抗心律失常和抗心肌缺血等作用。

**桑叶茶**：桑叶一般用来饲蚕，却也是一味药，性寒，味甘、苦，有疏散风热、清肺润燥、清肝明目的功效。对风热感冒、肺热燥咳、头晕头痛、目赤昏花有疗效。嫩桑叶可以用来炒茶，也可用来炒菜。

**蒲公英茶**：蒲公英属多年生草本植物，性寒，微苦。归肝经和胃经，具有清热解毒、消痈散结的功效。

**绞股蓝茶**：绞股蓝为葫芦科绞股蓝属植物，又名乌七叶胆。味微甘，性凉。归肺、脾、肾经。绞股蓝茶对调节血压、降血脂、降血糖有一定效果，并对失眠有一定疗效。

**罗汉果茶**：罗汉果为多年生攀缘藤本，葫芦科植物罗汉果的干燥果实。性味甘、凉，归肺、大肠经。具有止咳清热、凉血润肠的功效。在广西、云南、广东等地常用于制作解暑的凉茶。

**苦丁茶**：苦丁茶是由冬青科冬青属苦丁茶种常绿乔木的叶子炒制。性寒，味甘、苦。入肝、肺、胃经。消食化痰，除烦止渴，利二便，去油腻，是夏季解暑的好茶，秋冬不宜饮用。

（3）参茶也有温凉的区分

参的种类比较多，有人参、西洋参、丹参、玄参、沙参、苦参、党参和太子参等。参茶有一个共同的特点，就是效力强，**建议喝参茶前咨询医生**，确认不同的季节适合饮用的种类和适应证。

人参和西洋参同科、同属，均为五加科多年生草本植物。外形也极相似，但性味不同。

人参是多年生草本植物，其根和叶都可入药。人参性味甘，微苦、微温，归脾、肺二经。具有补五脏、安精神、止惊悸、明目益智的功效，用于治疗气虚欲脱、脾气不足、肺气亏虚、津伤口渴、心神不宁、失眠多梦、惊悸健忘、气虚等症。

白参是鲜人参晒干后切片直接用的人参，性比较平，不易上火，适用性比较普遍。

红参是用人参经过浸润、清洗、分选、蒸制、晾晒、烘干等工序加工而成，性由微温转变为温，功效比白参强。

西洋参性味苦、甘、凉，归经于肺、胃二经。西洋参的主要功效是补肺降火、养胃生津。一般用于治疗阴虚火旺、喘咳痰血、热病气阴两伤、烦倦口渴、津液不足、口干舌燥、肠热便血等症。

丹参味苦，微寒。归心、肝经。具有活血祛瘀、通经止痛、清心除烦、凉血消痈的功效。

玄参性味甘、苦、咸，微寒，归脾、胃、肾经。具有清热凉血、滋阴降火、解毒散结的功效。

沙参味甘、微苦，性微寒。归肺、胃经。具有养阴清热、润肺化痰、益胃生津的功效。

苦参味苦，性寒。归心、肝、胃、大肠、膀胱经。具有清热燥湿、杀虫、利尿的功效。

党参味甘，性平，无毒。归脾、肺经。具有补中益气、和脾胃、除烦渴的功效。

太子参味甘、微苦，性平。归脾、肺经。具有益气健脾、生津润肺的功效。

服用参类茶时尽量不要喝茶叶茶，禁与藜芦同用，吃萝卜是没有关系的。

## （四）酒要少喝

### ❶ 喝酒伤身有科学根据

人类酿酒和饮酒的历史很悠远，与喝酒有关的历史故事有不少，酒文化是人类文明的一部分。酒文化在社会生活中渗透很深，有的人日常会小酌一杯，有的人在朋友聚会时会畅饮一回，有的人在过年过节时会微醺一点。

酒和健康的关系越来越受关注，喝酒究竟是有好处还是有坏处？随着生命科学的发展，酒精在人体内的代谢过程越来越清晰，因为酒与生活太过密切，这个知识应当成为大众常识。

粮食酿造的酒，其成分是复杂的。构成酒与酒之间口感差异的，就是那些复杂的微量物质。不管什么酒，主要成分还是酒精和水。

酒精在体内的代谢主要依靠两种酶：一种是乙醇脱氢酶，另一种是乙醛脱氢酶。乙醇脱氢酶能把酒精分子中的两个氢原子脱掉，使乙醇转变成乙醛。而乙醛脱氢酶能把乙醛中的两个氢原子脱掉，使乙醛转变为乙酸（醋的主要成分）。如果人体能充分高效地生产这两种酶，就能较快地分解酒精，中枢神经就较少受到酒精的作用，即使喝了一定量的酒后，也与喝常规饮料一样，若无其事。

多数人负责乙醇脱氢酶生产的基因是健全的，但是多数人负责乙醛脱氢酶生产的基因有缺陷，生产力不足。因此，不少人喝酒都会有乙醛中毒反应——脸红、头晕。乙酸相对安全，但中间产物乙醛是很危险的。乙醛能直接结合 DNA，诱发基因突变，所以世界卫生组织把乙醛列为一级致癌物。

如果你喝酒有脸红、头晕的表现，基本可以断定你喝酒的基因不健全，酒喝高了就会使身体处于危险之中。如果喝酒的基因不健全，那就尽量不喝，能少喝尽量少喝。即便是两个基因都健全的人，喝酒后代谢的过程中血液里也会出现乙醛，如果喝酒速度过快，乙醛浓度也会升高。

因此，如果你能喝、爱喝酒，请慢慢减量，尽量少喝。嗜酒习惯不改变的话，酒精致癌的威胁始终存在。

### ❷ 过量饮酒的危害大

长期过量饮酒，肝功能受损明显，伴随的是视力下降明显，老花眼、白内障发展的低龄化。酒的核心物质是酒精（即乙醇），常说的醉酒，实际是酒精中毒。因为酒精进入人体内90%以上是通过肝脏代谢的，其代谢产物及它引起的肝细胞代谢紊乱，是导致酒精性肝损伤的主因。据研究，正常人平均每天饮40～80克酒精，10年即可出现酒精性肝病；如平均每天饮160克，8～10年就可发生肝硬化。肝开窍于目，酒精性肝损伤发生的同时，往往伴随着老花眼的加深，实质是调整视力的肌肉加速老化，调节能力下降。

浙江大学医学院附属第一医院的一个科研小组，曾对浙江省城乡共2万人口做了一个有关酒精摄入等方面的调查，结果表明，人群酒精性肝病患病率为4.34%，连续5年以上每天摄入酒精超过40克者，48%的人会患有不同程度的酒精性肝病；酒精性肝病基本发生在饮酒年数大于5年，酒精总摄入量超过100千克的饮酒人群中。还有研究表明，过量饮酒会增加罹患口腔癌、咽喉部癌、甲状腺癌、皮肤癌、乳腺癌、肝癌发生率。此外，过量饮酒还会对身体其他部位产生不良影响。

对大脑的影响：摄入较多酒精对记忆力、注意力、判断力及情绪反应都有严重伤害。饮酒太多会造成口齿不清，视线模糊，运动平衡力下降。

对生殖器官的影响：酒精会使男性出现精子质量下降；对于妊娠期的妇女，即使是少量的酒精，也会使未出生的婴儿发生身体缺陷的危险性增高。

对心脏的影响：大量饮酒的人易发心肌病，可引起心脏肌肉组织受损，或心肌纤维组织增生，严重的会影响心脏的功能。

对胃的影响：一次性大量饮酒会出现急性胃炎的不适症状，长期大量饮酒，会导致严重的慢性胃炎。

在人们畅饮之余，很多数字又难免让人感到一种沉重：2020年，全球约有74万例新发癌症与饮酒相关，其中，男性占76.7%，女性占23.3%。适度饮酒：每天酒精摄入量<20 g，影响13.9%的病例；风险饮酒：每天酒精摄入量在20～60 g，影响39.4%的病例；大量饮酒：每天酒精摄入量>60 g，影响46.7%的病例。全球每年因各种原因致死的3 200多万人中，饮酒直接导致的死亡人数为280万人，是第七大致死和致残因素！其中，中国是全球饮酒致死人数最高的国家,每年有 70 万中国人死于饮酒(其中 65 万是男性)①。

每年不知有多少人因喝酒造成了意外,有多少人把命断送在这酩酊酣畅之际,有多少人健康销蚀在瓶罐之中。

### ❸ 酒难戒就少喝一点

要断酒有时很难,但可以少喝一点,不要喝多了。东西方都有酒文化,但喝酒风格不同,对身体的影响也不同。法国人喜欢喝红葡萄酒,有条件的每天都要喝上一点,常年如此。这个酒文化比较健康,有喝,但不多喝。所以法国人少有因为喜欢酒而受到明显伤害的。北爱尔兰人平常较少喝酒,但喜欢在周末豪饮。在对两国男子健康状况的抽样对比中发现,法国人和北爱尔兰人酒精的人均消费水平相当,但北爱尔兰人死于心血管病的比例却高于法国人。如果戒不掉酒,建议每天喝一点,不要贪杯暴饮。

饮酒讲究四个最佳:最佳品种、最佳时间、最佳饮量、最佳佐菜。

最佳品种:酒有白酒、啤酒、果酒、黄酒、米酒等,从健康角度看,推荐葡萄酒、黄酒和米酒。酿造酒酒精浓度低于蒸馏的白酒,而且营养物质丰富。白酒属于蒸馏酒,大量的营养物质留在了酒糟中,保留了挥发性的酒精以及多元醇、醛类、羧酸、酯类等有香味的有机物,酒精浓度大大高于酿造酒(酿造酒未经蒸馏,酒精度最高为 16 度,蒸馏的白酒酒精度最低为 40 度),因此要少喝蒸馏酒(白酒、白兰地)。

葡萄酒中有单宁,以抗氧化与抑制血小板凝结的双重"身份"保护血管的弹性。适当饮用葡萄酒患心脏病的概率会有所降低。

黄酒活血,喝的时候加一点姜丝,热一下,活血的作用是不错的。黄酒是米酒的一种,日本的清酒也是米酒之一。家里自酿的米酒,酵母还是有活性的,适量喝,助消化。

啤酒是以小麦芽和大麦芽为主要原料,加上啤酒花,经过液态糊化和糖化,再经液态发酵酿制而成的酿造酒。少喝有助于消化,建议不要喝冰镇啤酒,喝稍加热的啤酒对脾胃有裨益。

最佳时间:每天下午两点以后饮酒相对安全。因为上午胃中分解酒精的

---

① 《柳叶刀》,子刊《科普营养》,2021 年 7 月 28 日,*Latestglobal dada on cancer burden and alcohol consumption*。

酶——酒精脱氢酶浓度低，饮用等量的酒，相比之下是下午更易吸收，因此上午喝酒血液中的酒精浓度会升得快一些，对肝、脑等器官较易造成伤害。此外，空腹、睡前、感冒或情绪激动时也不宜饮酒。

最佳饮量：人体肝脏每天能代谢的酒精约为每千克体重 1 克。一位 60 千克体重的人每天摄入酒精量应控制在 60 克以下。低于 60 千克体重者应相应减少。一位 60 千克体重的健康人，一天适当的饮酒量为 50 度白酒 100 克，或啤酒 1 千克，或威士忌 120 克，或红葡萄酒 400 克。建议不要一次或短时间饮用这些量。

最佳佐菜：空腹饮酒有损健康，选择理想的佐菜既可饱口福，又可减少酒精之害。从酒精的代谢规律看，最佳佐菜当推高蛋白和含维生素多的食物。如新鲜蔬菜、鲜鱼、瘦肉、豆类、蛋类等。

注意，切忌用咸鱼、香肠、腊肉下酒，因为此类熏腊食品含有大量色素与亚硝胺，在酒精的共同作用下，不仅伤肝，而且损害口腔与食道黏膜。

**❹ 家中备点药酒，有时确实方便**

酒在人类文明中存在了几千年，在相对富足的今天，酒文化被演绎到了新高度，名酒贵到喝不起。喝酒必定有其好处，下面就讲讲喝酒对健康的好处。

酒是万药之王，酒性温，味辛而苦甘，有温通血脉、宣散药力、温暖肠胃、祛散风寒、振奋阳气的作用。一些中药的炮制需要用到酒。用酒炮制中药一般有五种方法：酒炙法（用黄酒喷淋浸润后在锅中炒制）、酒炖法（用黄酒浸泡后隔水炖至无酒味再晒干）、酒蒸法（用黄酒喷淋浸润后上蒸笼蒸透晾干）、酒淬法（于无烟炉中烧透后置于黄酒中，取出后晾干）、酒制饼（将打碎的药材和酒、面粉混合制成饼晾干）。还可以将药材泡入酒中制成药酒，或用药材直接酿酒。

居家生活备一点药酒还是有积极意义的，在家中就可以用药材泡酒或用药材直接酿酒。不少水果、药材经过酒的炮制，会有一些保健功能，可以适当喝一点。中国传统中就有很多保健药酒：参茸酒、灵芝酒、五加皮酒、桂花酒等。以上是素的保健药酒，还有荤的保健药酒：三鞭酒、蛇酒、黄蜂酒、蛤蚧酒、蜈蚣酒等。

药酒可以家庭自制,在此特别推荐。

杨梅酒:杨梅酒有很好的止泻作用,家中常备,遇到大人、小孩闹肚子,喝点杨梅酒,止泻效果很好。

杨梅性温,归肺、胃经。具有生津止渴、涩肠止泻、和胃止呕、消食利尿的功效。杨梅虽好,但杨梅成熟的鲜果保存困难,古人发明了杨梅泡酒的方法,使人们一年四季都可以利用杨梅的涩肠止泻、和胃止呕、消食利尿的功效。杨梅酒在生活中也确实屡屡立功。

杨梅酒制作简单:将干净的杨梅鲜果放入高度白酒中,酒淹过杨梅鲜果即可,不建议加糖。浸泡三周后杨梅酒就可以饮用了,如果担心果核渗出的淡淡的苦味,此时可以将杨梅果捞出。用杨梅汁酿制的杨梅酒也有与杨梅泡酒相同的功效。建议选用浙江的杨梅制作,浙江的杨梅果大核小,甜度高。现在快递方便,也有杨梅保鲜技术,只要交通不是问题,摘杨梅的时节哪里都可以送到。

一般情况下有腹泻感觉时,取一两杨梅酒(可以包括杨梅果)喝下(杨梅肉吃掉,核吐掉),一般即可止泻。如还不能止泻,请立即到医院就诊。

柿子泡酒:柿子性寒、味甘涩,具有生津止渴、润肺化痰、健脾益胃、凉血止血、润肠通便等功效。柿子泡酒有润肺的作用,感冒好了咳嗽还有,这时稍喝一点柿子酒有助于缓解咳嗽。

在中秋前后,将洗净、晾干的未全熟的柿子切开,放入高度白酒中,酒没过柿子,浸泡一月后,柿子酒就可以饮用了。柿子蒂也是好药材,能降气止呃,泡酒时柿子蒂一并放入酒中浸泡。

陈皮酒:橘子皮晾干后就是陈皮,经过几年的存放,橘子皮苦味基本没有了,就可以泡酒了。讲究点的可以到药房买制好的陈皮或者到可靠的网商那里买新会陈皮。陈皮能消积、化痰、止咳。陈皮泡茶、煮粥、炖肉均可,其实泡酒也是蛮好的。过年过节吃的东西多,又要喝点酒,还要吃零食,成年人也容易积食。可以在节前早早准备起来,炮制些陈皮酒,过年过节时适当喝点,有气氛,又能消食。

陈皮泡酒比较简单。要味道浓就多放些陈皮,想味道淡就少放一点。在容器中酒没过陈皮即可。性急的话存放两周后开启饮用,不急的话一个月之后开启饮用。

## （五）适度饮水，少喝饮料

人一天都离不开水，饮水与健康关系密切。提倡喝温白开水，喝温白开水是比较安全。正常情况下，成年人的每日饮水量在 1 000～1 500 毫升。其中既包括我们直接喝进去的水，还包括摄入食物中含的水。需要指出的是，喝水量应因人因时而异，比如身高体壮的人，日饮水量就要略多些。气温偏高时，人们排汗多，也应该多喝点水。还有，某些疾病，如发热、慢性炎症、便秘，以及糖尿病患者等都应该适当增加饮水量。喝水应该"跟着感觉、习惯走"，只要没有出现如口渴、尿黄、便秘等问题，就不用刻意猛灌水。

另外，由于水被吸收后，会使血液变稀，血量增加，将加重心脏的负荷，因而心衰患者要控制饮水量；肾脏肩负着排水任务，如饮水过量，同样会加重它的负担，所以，有肾衰等肾脏疾患者也不能过量喝水，尤其是一次性大量饮水。

### ❶ 清晨起床后喝一杯水稀释血液，降低黏度

对于年纪较长的人，尤其是血压较高的人，早上喝一杯温开水是一个稳定血压的有效措施。正常情况下人睡眠持续的时间都比较长。无论是冬天开暖气还是夏天开空调，还是在春秋季正常通风睡觉，人都会在睡眠过程中散发大量的水分，因此一觉醒来血液黏稠度会比入睡前升高一些。对于有高血压的人来讲，血液黏稠度升高意味着脑出血的风险升高。因此，清晨醒来喝一杯温开水，可以降低血液黏稠度，也降低了清晨发生脑出血的风险。早晨补水忌盐，煲得浓浓的肉汤、咸咸的馄饨汤都不适合早晨补水，喝浓汤会加重身体的饥渴感。

### ❷ 餐前补水养胃

饭前要喝水吗？如果平时习惯于多喝水的，这个步骤可以省略。如果平时喝水不多的，就需要补水，以保证消化液分泌所需要的水。进主食前（一般是 30 分钟左右），先小饮半杯（约 100 毫升）水，可以是室温的果汁、酸奶，也可以是温热的冰糖菊花水或淡淡的大麦茶，这些习惯都是很好的养胃之法。如果有汤，也可以像广东人一样，先喝一小碗开胃汤再吃主食。

### ❸ 多喝看不见的水

有的人看上去一天到晚都不喝水,那是因为从食物摄取的水分已经足够应付所需。食物也含水,比如米饭,其中含水量达到 60%,而粥更是富含水分了。蔬菜水果的含水量一般都超过 70%,即便一天只吃 500 克果蔬,也能获得 300~400 毫升水分。加之日常饮食讲究的就是干稀搭配,所以从一日三餐的食物中获得 1500 毫升的水并不困难。利用一日三餐来补水是一个好主意,多选果蔬和不咸的汤粥,补水效果都不错。

### ❹ 控制糖分摄入,少喝饮料

包装饮料一般有两个特点,一个特点是含糖。大多数包装饮料是甜的,原因是多数人喜欢喝甜的饮料,另一原因是在饮料中加糖,有利于饮料的防腐,延长保质期。另外一个特点是含防腐剂。随着防腐技术的发展,保质期短的饮料可以做到防腐剂剂量很少甚至是零含量,但是一些保质期长的饮料还是要加相当量的防腐剂的。如果习惯喝包装饮料,会对身体产生一些危害,就是多摄入糖和防腐剂的危害。习惯于喝包装饮料会产生七个方面危害。

一是易肥胖。喝多了包装饮料,等于多摄入糖,如果消耗跟不上,就会促进肥胖,不利于体重控制,这个对儿童的影响比较明显。

二是增加罹患糖尿病的风险。一项对 9 万多名女性追踪 8 年的调查发现,每天喝 500 毫升以上包装饮料的人,比每个月喝 500 毫升以下的人,患糖尿病的危险增加一倍。而且,即便喝包装饮料体重没有增加的人,在体重指数和每日摄入能量完全相同的情况下,仍然表现出糖尿病倾向,比如血糖指标较高。

三是易得骨质疏松症。一些包装饮料含有一定量的咖啡因成分,如果饮用量较大,会造成钙质流失,如果是习惯于饮用高含咖啡因的包装饮料,就容易得骨质疏松症。

四是增加龋齿危险。包装饮料摄入量和龋齿的危险呈正相关。蛀牙危险的增加,很可能是因为包装饮料带来体内钙的丢失,让牙齿变得更脆弱。这与常喝包装饮料引发骨质疏松症是一致的。

五是降低营养素摄入量。喝包装饮料多的人,食欲差,膳食纤维的摄入量通常会减少,淀粉类主食和蛋白质也吃得较少。这对发育期的少年儿童尤其不利。另外,多喝包装饮料的人,整体上维生素和矿物质摄入不足。

六是引发痛风。常喝包装饮料会增加体内尿酸,提升患痛风的风险。还有少数研究提示包装饮料喝得多的人,血压可能更高。

七是易发肾结石。包装饮料饮用量和肾结石及尿道结石风险呈显著相关性。

八是儿童不宜多喝。咖啡因对中枢神经系统有兴奋作用,对尚处于生长发育阶段的儿童危害很大。但是含有咖啡因的包装饮料很多,所以儿童不要多喝包装饮料。

有了这些经验,我们就会自觉与包装饮料保持距离。

### ❺ 高强度运动后建议喝运动饮料

运动出汗多,盐分丢失多,饮用白开水不能补充盐分,而且还会稀释血液中的盐浓度,有可能造成血液电解质失衡。同样果汁不能及时提供需要的盐分,也不建议在高强度运动后喝果汁。电解质失衡是指血液中的钾、钠、氯、钙、镁、磷浓度不正常,可以是高于正常值,也可以是低于正常值。每一种电解质失衡都会有一定症状。比如低钾、低钠,可以出现四肢乏力、心律失常、恶心呕吐等症状,低钙会引起手足抽搐或全身肌肉疼痛等症状。轻微的电解质失衡,可能不会有症状出现。

剧烈运动前后最好喝淡盐水或运动饮料,尽量不要喝白开水,也不要喝高浓度的果汁。运动饮料含有少量糖分、钠、钾、镁、钙离子和多种水溶性维生素,各类成分配比合理,可以补充运动中身体所需盐分和水。运动饮料中特殊配制的无机盐和适当的糖浓度比较适合运动后饮用。运动饮料的饮用温度也有讲究,温度过高不利于降温(长时间运动需要散热),过凉会造成胃肠道痉挛,一般应口感清凉,温度在 25℃左右比较合适。

喝淡盐水的好处。淡盐水是指相当于生理盐水浓度的盐水,每百毫升含 1 克左右的盐分。它在日常生活中有几种用途:一是大汗之后补充身体丢失的水分和钠;二是腹泻之后补充由肠道丢失的水分和盐;三是淡盐水漱口能清除和抑制口腔内的细菌。

### ❻ 关于喝水的一些误解

在工作和生活中,喝温热的白开水比较方便,也是比较安全的,除高强度排汗和腹泻之外的情形都合适饮用。

（1）喝纯净水并不见得更健康或不健康

很久以前，纯净水是通过蒸馏的方法取得的，因此成本较高，售价也较高，产量和消费量很小，消费者一般是特定的人群。随着科学技术的进步，纯净水可以通过离子交换和薄膜反渗透的方式取得，成本降低很多，价格很亲民。市面上不仅有瓶装的纯净水售卖，很多单位、家庭也安装了净水设备，可以随时取用。有些人认为纯净水不够营养，长期饮用不利健康，但是这种观点未被证实。

（2）喝矿泉水是否更有利于健康未被证实

矿泉水是由地层深处开采出来，含有丰富的矿物质，略呈碱性，可能更有利于健康，但还是未被证实是否更有利于健康。通过离子交换，使自来水转变为保留特定离子的饮用水，改善口感，这是真实的。

（3）不喝水减不了肥

肥胖人怎么喝水？有这样的谬论，不喝水可以减肥。现代医学可以明确地告诉大家：这是一个错误的想法和做法。通常，减肥有一套科学的方法，需要适当的运动、饮食控制、心理调适相结合。如果想减轻体重，但又不喝足够的水，这个不是达成减肥的有效方法。体操运动员和举重运动员为了在比赛时体重达到某一指标要求，可以临时性的在短暂时间内不喝水，但比赛结束后必须恢复正常饮水。

（4）多饮水与美容无关

健康与美容有关，身体好人才会双目有神、脸色红润，水喝多了并不会令人容光焕发。如果身体健康，水喝多了，排泄也多，喝少了身体会渴，所以倡导健康喝水，喝适量的水。喝水过多会导致盐分流失过多。吃得太咸了，自然会觉得口渴，应该多喝水，把多余的盐排掉。如果吃得清淡，就没有必要喝太多的水。水喝多了会对肾脏代谢造成压力。

（5）感冒要多喝水

感冒了要比平常喝更多的水，这是正确的。每到感冒的时候，到医院总会听到医生叮嘱："多喝水！"这句医嘱对于感冒患者是最好的处方。因为当人感冒发热的时候，人体出于自我保护功能的反应而采取自我降温措施，就会有出汗、呼吸急促、皮肤蒸发的水分增多等代谢加快的表现，这时就需要补充比平时多的水分，身体也会有叫渴的表现。多多喝水不仅有利于体温的调节，而且加快排尿，同时加快体内细菌病毒产生的毒素的排泄，使毒素浓度不致过高而产生更严重的不适感。

（6）没有污染的自来水里没有"杀机"

"经过煮沸的自来水可能含有具有致癌性的高氯化合物，如经较长时间放置（隔夜）水质会发生老化"，这是卖水公司宣传的噱头。自来水消毒使用的是次氯酸盐或氯气，只有负一价的氯是稳定的，煮沸的自来水不会出现高氯化合物。经过煮沸的自来水是安全的，隔夜的开水也是安全的。

## （六）吃喝的温度

这一段是特别写给中老年朋友和小朋友的父母的，希望年轻人也能接受我的观念——吃喝的温度要接近体温。年轻人也要注意：不吃、少吃低温冷食。

### ❶ 吃热菜热饭，但不是烫嘴的饭菜

入嘴食物温度过低可能会伤身。如果不在意吃低温冷食，经常吃低温食物的话，身体可能会出现意想不到的问题。上了年纪的人，一般都阳气不足，吃冰凉的食物要通过食管、消化道加热，导致食管、消化道局部降温，摄入量越多，保持低温的时间越长，对食管、消化道的损害越大。要避免这个情况出现，一年四季尽量都吃温热的饭菜和汤水。

体外的温度每个人感受不同。在大冬天 0℃ 以下的户外，有的人要穿羽绒服才能感觉到温暖，有的人罩衣内里加一件单薄的毛衣就够了。但是人体内统一的正常温度在 36～37℃。体内温度高于或低于这个温度都是不正常的，是处于疾病状态的一个标识。人吃喝的食物都是有热容量的，吃喝冷热食物虽然不会改变基础体温，但食物通过器官时会对周边脏器有影响。所谓热容量，比如，锅中冰水，在加热很长时间，消耗很多能源后才能烧热。如果冰水的量多一倍，同样的火力可能需要再加一倍的时间才能达到同样的温度。冷食进入食管，一定会吸收相当的热量，才能达到体温。人体的代谢过程主要是一个有机化学过程，人体内非常复杂的有机化学过程是依靠各种各

样的生物酶推动的。但是生物酶对温度非常敏感,稍低于正常温度,其推动化学反应速度的能力就会下降上万倍,以至上亿倍,经常性的低温食物摄入,就会影响体内局部代谢的速度,产生健康问题。

如果吃喝冷或热的食物是一个习惯,就可能对健康产生重大影响。低温食物影响健康的原因就是内脏局部短时间的温度下降,造成机能的损伤。吃喝的温度影响较大的,且比较受到关注的是肠胃病。容易被忽视,但有一定发病率的是心肺病、性功能障碍(更年期提前,有时会在不到 40 岁的年轻人身上出现,当然如果及时改变不好的生活习惯,遇到比较好的医生,这是可逆转的)。

夏天,吃热菜热饭不是一个大问题,热菜上桌,晾了好久也还是热的,饭菜的温度还在接近体温的范围。冬天,室温不高,饭菜上桌凉得快。所以在冬天,吃饭的速度要跟得上饭菜冷却的速度。冬天,为让菜饭长时间保持温暖,还可以采取一些技术措施,如使用保温碗,降低饭菜降温速度,延长饭菜保持适宜温度的时间;使用电热垫板,使饭菜在温热的环境中长时间保持温暖;用火锅控制食物温度很方便,在冬天,吃火锅是一个保持食物温度的好方法,这是饮食文化中的中华智慧。

冬天一定要吃热菜热饭,但不是烫嘴的。夏天,不少人喜欢吃凉的饭菜,这不是好习惯。夏天也应该吃温热的饭菜。夏天,吃凉的饭菜危害不是很严重,但经常吃刚从冰箱里取出的食物的确会造成严重问题。到了秋冬,吃凉饭冷菜的危害就明显了,消化不良的问题可能就会表现出来,尤其是吃了高油高蛋白的冷食后。

如果长期喜好吃喝太烫的菜饭或汤茶,会引发另外一个问题——口腔和食管黏膜损伤,严重的甚至会诱发口腔癌、食管癌。

### ❷ 不吃冷饮,多喝温热的饮料

夏天喝冷饮,吃冰激凌感觉很爽,那是嘴巴感觉敏锐,及时报告了爽的感觉。但肠胃和心肺反应迟钝,报告不及时,肠胃不舒服、心肺不舒服你可能还感觉不到。冷饮吃多了,当天就会感觉消化不好。吃了冷饮不一定马上就来问题,而是长此以往,相应的疾病会缠上你。对于老年人,那是真的很有可能立马就给了颜色,尤其是肠胃已经有问题的人吃了冷饮拉稀是通常的反应。

所以夏天最好不喝冷饮，那冰爽的感觉不是什么好滋味。

夏天，尽量不要喝冷水，尤其不要喝冰镇水。炎炎夏日大汗淋漓，更不要喝凉水、冰镇水。喝凉水对肠胃不好，量喝多了，对食管附近的内脏产生不利影响，同时影响正常消化。吃高油和高蛋白食品时，喝凉水不仅影响消化，可能还会感觉不舒适。冬天喝冷水尤其不好。

夏天，不要喝凉白开，这个观点很多人不乐意接受，尤其是青年人不接受。在国外，不论是西方的欧美国家，还是东方的日本，都是喝直饮自来水，甚至在寒冷的北极圈附近的北欧国家也是这样。但希望老年人接受这个观点：在盛夏也喝温白开。年纪大了，那一点阳气就像风中的蜡烛，风稍大一点就可能把它吹灭。你那仅有的一点阳气要好好保护，在盛夏也喝温白开就是一个重要的生活细节。

年轻人也要意识到喝温热饮料的意义，不要挥霍你的盛阳之气。夏天喝冷饮非常不好，如果是一个习惯，可能会让你老来受苦。冬天就更不可以喝冷饮、喝凉白开了，如果有此不良习惯，不到年老就可能会引发肠胃病、心肺病和性功能障碍（更年期提前）。

大量进食冷饮后，消化道温度降低，各种消化酶的功能基本丧失（消化酶对温度敏感，温度一低，消化酶就罢工了，食物没有酶高效率作用，小肠的消化负担加重，功能大受影响，无法实现正常的吸收和转化），消化功能下降，胃肠道血管因受冷刺激而急剧收缩，血流量减少，消化液分泌进一步减少，从而造成胃肠功能紊乱，出现腹痛、腹泻等症状。冷饮吃得过多，肠蠕动加快，从而缩短食物在小肠内停留的时间，影响人体对食物中营养成分的吸收。尤其是患有急、慢性胃肠道疾病的人，更应少吃或不吃冷饮。另外，大量食用冷饮还会引发头痛、喉咙痛、咳嗽等不适症。

大量低温液体进入消化道，不仅使消化道温度降低，也使与消化道紧贴的脏器温度下降（寒气归经），引起其他系统出现功能问题。

冷饮还有一项危害就是含糖量较高。糖在代谢过程中要消耗维生素，大量饮用冷饮就需要及时补充维生素，如不及时补充就可能导致体内维生素缺乏。大量饮用冷饮还会使唾液、消化液的分泌量减少，引起食欲下降，影响正常饮食。多吃冷饮，儿童会出现营养不均衡和热量过剩问题。有的饮料为了增强口感，油脂的含量也很高，甚至出现塑化剂。

下面七类人群特别不适宜饮用冷饮。

① 阳虚体质。阳虚体质是指阳气不足，尤以冬天形寒肢冷（手脚冷，还怕冷）为特征。其特点是形体多白胖、肌肉不健壮，平时手脚冰凉、舌胖且舌边有齿痕，易出汗、大便溏薄、小便清长。阳气的功能是温煦人体，而冷饮易损伤阳气，使阳气温煦之功渐消。

② 瘀血体质。瘀血体质是指血液运行不畅的体质状态。其特点是形体瘦、面色晦暗、容易出现瘀斑、易患疼痛、口唇暗淡或紫、舌质暗或有瘀斑、眼眶暗黑、易脱发、肌肤干。具体表现为女性生理期容易痛经，男性身上多有瘀青（稍微用力捏一下手臂或大腿上的肉即出现瘀青，轻微磕碰一下即出现瘀青）。这类人多吃冷饮会加重瘀血。

③ 月经期女性。如果身体比较强壮，平时吃点冷饮没有什么感觉，但在月经期应避免寒凉食品。血遇寒则凝滞，血脉不通畅可引起月经不调、痛经、闭经等问题。如果身体不是很强壮，则不管什么时候吃冷饮都可能出现不适感。

④ 妊娠期女性。妊娠期如吃冷饮，会损伤脾胃阳气，使寒气内生，会出现腹痛、腹泻等症状。吃冷饮会导致胎儿在子宫内躁动不安，胎动会变得频繁。体质稍弱的，有可能引发流产。

⑤ 老年人。随着年龄增长，老年人的脾胃消化功能日渐虚弱，保护好后天的脾胃是延长寿命最重要的方法之一。老年人进食冷饮，因为虚弱的脾胃，很容易出现胃脘疼痛甚至腹泻等症状。

⑥ 儿童。幼儿处于生长发育期，脾胃一直处于相对比较稚嫩的状态，尤其要注意。有调查显示，广东有喝凉茶习惯地区的儿童，生长曲线低于没有喝凉茶习惯地区的儿童。儿童吃冷饮会伤及脾胃，易引发较难治愈的咳嗽。一些儿童在炎炎夏日，一天到晚冰激凌、雪糕、汽水不离嘴。这样对小孩身体健康非常不利。儿童脾胃弱，经不得整天的冷饮，过不了多久，孩子可能就会咳嗽不停，糟糕的是这类问题引发的咳嗽西医一般都认为是炎症感染。医生在查不出真正病因时，通常都给小朋友配抗生素和抑制咳嗽的药物。如果医生开不出对症的药物，病患儿童的咳嗽可能长时间不能治愈。使用抗生素一般都会加重对脾胃的伤害，长时间的不愈让小朋友受罪，长辈心焦，还会被医生戴上过敏性咳嗽的帽子。

⑦ 胃病患者。患有慢性胃炎、十二指肠溃疡的患者也要避免吃冷饮。这类人吃了冷饮，肚子不舒服的感觉一般都会立即出现，同时会加重病情。

### ❸ 吃水果也要有温度

以前生活水平不高，但水果却不便宜，因为生活费用比较紧张，一般不奢望经常有水果吃，偶尔吃点水果，也不用计较水果温度的问题。现在生活条件好了，水果消费成为日常生活支出的内容。水果在生活中天天出现，就会有吃水果的温度问题。这里又出现一个生活细节——吃水果也要注意温度。

在长江以南的南方，冬天没有暖气，对年纪比较大的人来说，冬天吃水果并不是一件愉快的事，水果吃到嘴里冰冷，吃到肚子里也不舒服。因此，很多细心的医生，尤其是中医，会提醒患者天凉时少吃水果。对上了年纪的人来说，在夏天，吃一个刚从冰箱里拿出来的水果也是不怎么舒服的一件事。好在夏天室温高，冰箱里拿出来的水果在室内放置一段时间，温度升高了，再吃就会舒服一些。冬天吃水果，有微波炉的话，洗干净后，可以给水果稍微加热一下，等到水果温度接近体温时再吃，就没有让你感觉不适的冰凉。

除了要特别关照老年人不吃冰冷的水果以外，小朋友也需要特别关照。

# 四、做好个人卫生

生活环境里有很多健康威胁，其中一些威胁与个人卫生相关，做好个人卫生可以消除这一部分威胁。因此，做好个人卫生对于健康安全很重要。

## （一）勤洗手

我们的生活环境是一个美好的世界，也是一个充满风险的世界。人的周围随处有各类动物，它们可能会携带各类病原体在你周围活动，风险是现实的，防范是有措施的。养猫可以防鼠害，装纱窗可以防苍蝇，支蚊帐可以防蚊子，用药物可以防蟑螂等。居家有这么多带病原体的动物，野外的情况更加复杂，风险更多。可爱的土拨鼠（旱獭）可能携带鼠疫菌、沙门氏菌、布鲁氏菌、土拉伦菌以及森林脑炎、钩端螺旋体、类丹毒等病原体，接触后如不注意清洗可能会被所携带的病原体侵袭，造成严重后果。

在工作中也有可能接触各种病原体的风险，触碰被生病的包装员、快递员沾染的快递外包装，在会议场所可能与一些携带病原体的朋友握手，在公交车、地铁上可能会握住被其他乘客携带的病原体污染的扶手等。

洗手是一个对健康有重要影响的良好的生活习惯，也是一个极其有效又重要的安全措施。手对外接触非常多，因此手很容易沾染病原体。用肥皂、洗手液洗手，用清洁的流水冲洗，可以有效清除手沾染的病原体，降低自己患病风险，同时也降低将病原体带给与自己接触的人的风险。

饭前洗手，清洗掉手上沾染的病原体，减少自己被病原体侵袭的风险。

外出回家洗手，可以避免在外触碰到的病原体在家中扩散的风险。

送走客人后洗手，可以避免被客人带来的病原体沾染。

劳动结束后洗手，可以避免被劳动场所的病原体沾染。

接触动物后洗手，可以避免被动物携带的病原体沾染。

便后洗手，可以避免大肠杆菌等病原体随手带到其他地方。

勤洗手，这是一个从幼儿园就开始培养的好习惯。勤洗手可以隔绝很多种可能的病菌沾染，可以阻断多种接触传染疾病。只要每一个人都有勤洗手的习惯，很多种类的病原体会被远远地隔绝于社会生活，使生活和工作环境更加安全。

由于手上会分泌油脂，为有效清洗可能的沾染，洗手要用洗手液或肥皂，冲洗要用清洁的流水。

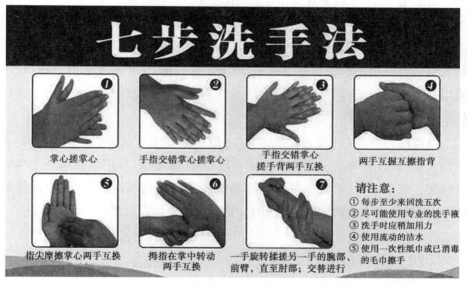

图4-1 洗手的步骤

## （二）勤洗澡、勤换内衣

人体表每天都会有分泌物排出，不及时清理，会影响分泌物后续排出。分泌物是有一定浓度的有机物，在体表潮湿的环境下保持时间长了，就会因细菌发酵而产生令人不适的味道。因此只要有条件，洗澡就要保持一定的频度,使自己感觉舒适。天冷了隔三岔五洗个澡,天热了每天洗个澡,不仅把身上的污垢洗掉,搓洗也会有舒经活络的作用。对于皮肤比较干燥的人,洗澡频率较高时,可以适当涂一些护肤品。

洗澡可以减少身体上的分泌物,降低分泌物发酵产生的异味。但身上的分泌物不可避免地会粘上内衣,有分泌物的内衣容易附着细菌,也会发酵并发出异味。因此勤洗澡了,还要勤换内衣。勤换内衣不仅可以避免内衣的异味,还避免了内衣上的已有异味的分泌物沾染洗净的身体。

## (三)便后洗屁股

出恭是一件大事,不仅要求质量好,还要很好地善后。中国人开化早,国人出恭后的措施很早以前就比较完善了。唐宋开始在出恭善后中用厕筹,所以有"宁可食无肉,不可居无竹"的说法。但用纸来善后出恭可能更早,自从纸发明后就开始用草纸善后出恭了,但纸比较贵重,出于对文化的重视,还不能用写过字的废纸,因此有比写字用的纸质量差一些的,专门用于出恭善后的草纸。

但即使到今天,用卫生纸擦屁股,一般也是很难保证屁股被擦干净。对于幼儿,屁股没有清理干净容易得尿布疹;对于成年人,肛门没有清理干净容易肿胀。有条件的,可以安装有冲洗功能的马桶或马桶盖,便后马上冲洗屁股,这不仅是减少内裤被污染的机会,对预防痔疮也有效果。

## (四)勤修指甲

指甲有保护手指头的作用,有时也是辅助工具,但指甲不宜保留过长。指甲过长容易藏污纳垢,指甲缝中的污垢清理比较麻烦。适当保持短指甲,指甲缝中的污垢就容易清理。指甲也不能剪得过短,指甲过短指头露出嫩肉,容易在干活时被坚硬的物体刺伤,甚至发炎。因此指甲要勤修,既要保持适当的长度,又不影响工作生活。

## （五）牙齿护理

牙齿护理很重要，一口牙好不仅是健康的标志，也是健康的需要。没有一口好牙，食物咀嚼不细，面部肌肉因得不到有效的锻炼而萎缩，同时还会因食物咀嚼不细而伤及肠胃，并带来由于食物的营养吸收率下降而引发的其他问题。每天睡前刷牙，将牙龈周边及牙缝中的食物残渣清除掉，避免这些残渣夜间发酵腐蚀牙齿，也有益于减缓牙结石的发育。早上刷牙，可以将牙龈周边发酵一夜的细菌基本清除，减轻口臭，提升自我舒适感。有时为了方便也可以使用漱口水。

叩齿是牙齿护理的重要措施，具有显著的强齿作用。人们通常采用快速叩击的方法，但这种叩齿的做法效果不是很理想。比较有效的叩齿方法不是叩击，而是咬合，用力咬合 0.5～1 秒，然后突然放松，门齿和臼齿分别咬合。这样咬合叩齿的方法固齿效果很好。

## （六）不染发、不染指甲

染发、染甲都可以给人带来美感，有很多女士喜欢，也有部分男士喜欢。以前染发剂以黑色为主，现在的染发剂也和指甲油一样，各种颜色都有。染发剂和指甲油要保持附着稳定、不掉色，就需要有比较好的附着力和憎水性（油性）。附着力好就会含有一定量的有害的化学物质。经常染发、染指甲，染发剂、指甲油中的有害化学物质就会通过指甲和发根、头皮渗透到体内，从而影响身体健康。虽然有比较安全的植物染发剂，但植物染发剂不仅价格高昂，而且固色效果差，染发后因为出汗、淋雨都需要补色，不仅麻烦，而且支出也高，所以很多人都是选用价格能接受的化学染发剂。

因此，只有不染发、不染指甲才能避免染发剂和指甲油的毒害。

## （七）不抽烟

烟草原产地是美洲。在美洲，原住民一千多年前就有吸食烟草的习惯，

16 世纪初烟草传播到了欧洲大陆,16 世纪中叶,烟草传播到了我国。烟草有一定的药用价值,曾被美洲原住民用于治疗感冒、头痛、牙痛、创伤、烧伤、脓疮溃烂等各种疾病,传入欧洲后又认为可以治疗雅司病、侵蚀性溃疡和狼疮等病,烟草因此被当作"万灵药"。19 世纪卷烟机的出现,使抽烟渐渐开始流行。烟草行业经历了 500 多年的发展历程,在世界各国的经济中都占有非常重要的地位,烟草税收是各国政府财政收入的重要来源之一,烟草行业已成为一个非常庞大的产业,全世界烟草制品的消费者超过了 11.5 亿人。

长期抽烟,对肺部、心血管系统、脑部、肝脏和骨骼均有负面影响,长期抽烟危害健康已经被广泛认同。抽烟时燃烟产生的焦油和尼古丁等高危物质会进入肺部,虽然抽烟可以缓解焦虑、有镇痛作用,但因为焦油的成分极为复杂,其中含有多种致癌物(多种苯类、酚类),长期吸烟会导致大量焦油残留物在肺部积存,损害健康。

## (八)房间通风

在房间里不仅会有人体呼吸的废气,还有可能会有慢慢散发的涂装的污染、家具污染以及印刷品的污染。如果没有良好的通风,封闭时间一长,室内空气就会变得令人不舒服。不仅是居住的空间要保持空气清新,工作的空间的通风也是非常重要的。没有良好的通风,这些污染的浓度会升高,可能会达到威胁健康的水平。即使在没有涂装、家具以及印刷品的污染,人的呼吸以及身体发出的气味如果不及时散发出去,室内的空气也会变得令人不舒服。因此使室内空气流通,保持空气清新对提高注意力、提高工作效率、提升免疫力都是很有必要的。

但在冬天和夏天,通风与保温节能是一对矛盾。现在空气热能交换器已经有生活用型号,建议比较密闭的空间和节能要求较高的场所使用带有空气热能交换器的新风系统。现在已经有不少型号新风系统带有空气热能交换器和空气净化器,使用方便。

# 五、穿衣的讲究——除了美饰、保暖还有安全

　　服装的基本功用是蔽体和保暖。佛要金装,人要衣装,是说物质丰富了,服装就异化,文化的内容被不断嵌入到衣服上。现在衣着已经赋予了太多的文化内涵,穿衣讲究的不仅是合体、合身、保暖、面料,更多的是样式和图案、文字所表达的寓意。其实穿着要讲究不只是质量、品牌、样式,更重要的是安全。这里的安全有两个方面,第一个是没有污染,第二个是不要着凉。

## （一）避免衣着携带的污染

　　衣着的安全是一个比较容易忽视的问题。衣服有异味就意味着这个异味会让皮肤接触到,也会因呼吸进入体内(不仅鼻子在呼吸,我们的皮肤也在呼吸),这是随身携带的污染,可能 24 小时伴随你,必然对人的健康造成损害。所以衣着的安全应当关注。

　　无论是棉花、真丝还是化纤,原色都过于单调。虽然棉花的自然颜色相对丰富,但彩棉的色彩的饱和度不足,对于绝大多数的场合均不符合调色和配色要求。做衣服的面料为了美观,都要有颜色或花纹,为使面料有这些颜色和花纹就需要对面料进行染色处理。有的面料是印染,有的是纱染,但都有一个共同的问题就是色牢度,消费者的要求是面料不能褪色。为使面料不褪色,面料需要进行特殊处理,由于一些企业在工艺上不过关,面料出厂时残留固色剂。固色剂中含有挥发性有害物质,主要是甲醛,因此含有残留固色剂的面料有一定的毒性。

　　服装安全是有国家标准的。2005 年 1 月 1 日国家颁布了《国家纺织品

基本安全技术规范》。这一规范将服装安全标准分为三类：

A类：婴幼儿用品。主要是指24个月以内的婴幼儿使用的纺织品，主要包括尿布、尿裤、内衣、围嘴、睡衣、手套、袜子、帽子、床上用品等。其甲醛含量不得大于20毫克每千克。

B类：直接接触皮肤的产品。主要是指在穿着或使用时，大部分面积直接与人体皮肤接触的纺织产品。比如：背心、短裤、棉毛衣裤、衬衣、裤子、腹带、床单等。其甲醛含量不得大于75毫克每千克。

C类：非直接接触皮肤的产品。如：毛衣、外衣、裙子、窗帘、床罩、墙布、填充物、衬布等。其甲醛含量不得大于300毫克每千克。

正规的厂家都会认真地执行国家标准，但有些代工产品，一些不正规的厂商生产的衣着，很可能不达标。也有一些学校提供的校服，也因为有多盈利的打算，而采用价格低廉、品质不合标准的面料，而让学生穿对身体健康有威胁的衣服。因服装面料不合格而造成学生健康损害的案例在各大城市都曾发生。

有时商场会有卖相很好的低价服装、鞋子等促销。这时一定要长个心眼，不要轻易被低价诱惑，把衣服放鼻子上闻一闻，有异味的就不要买。如果是婴儿服装，不仅要闻，还要看有没有安全标识，没有安全标识的，建议不要买，除非你能识别是否符合国家标准。

无证摊贩、低价超市销售的衣着都要留心污染的问题。

还有一个容易被忽视的是鞋子和鞋垫的污染。鞋子的问题除布料外，还有鞋底的材料问题，如果是再生塑胶的鞋底，也可能存在污染问题。

有的人认为再生鞋底的污染没有关系，因为不接触皮肤，但是你在通风不良的空间里，鞋底散发的污染会让整个房间的人都闻得到，都受害。如果是在卧室里，那就熏你一夜，时间长了肯定影响健康。

## （二）穿得暖和是正选

衣服穿多穿少是随个人的，但有一个基本标准，就是不要着凉。抗寒能力是锻炼不出来的，受冻多了只会被"寒"所伤，只有改变体质才对冷暖感受有变化，坚持不懈的体育锻炼能改变体质。冬天，血虚的人怕冷，衣服要多穿一点,睡觉被子要盖厚一点,即便在夏天,血虚的人也怕空调、怕吹风。刚入冬,血虚的人就穿厚毛衣了,一般的人穿毛衣时,他们就把棉衣或羽绒服穿上了。相反,阳盛的人在冬天衣服要比周围的人少穿一点,睡觉被子要盖薄一点。比较极端的情况是在大冬天零摄氏度左右,阳盛的人穿单裤、穿一件毛衣就不觉得冷了。穿多穿少以自己的感觉为准,尤其是在夏天的空调房间里,要注意保暖。

## (三)局部的保暖不可忽视

局部的保暖和全身的保暖一样也是非常重要的。夏天,无论在什么场合,小姑娘都不要穿露脐装。把肚脐露在外面,从脐部入身的寒气会散布到全身,因此肚脐受寒得的病会比较顽固。不要以为身上暖和了,腿、脚、肩、脖的保暖无所谓,其实是很有所谓的。生命的维持需要酶的作用,而酶对温度是非常敏感的,温度的些许差别,就会对酶的化学催化作用产生巨大的影响。人体的生命过程都是在酶的作用下进行的,可想而知,保持身体各部位正常温度的重要性。身子暖和了,生命可以正常维持,局部不能保持温度就会对局部的代谢产生损害,身体局部长期暴露于低于体温的环境,就会造成局部的永久性损害。比如,天冷时的长跑,手和腿都长时间暴露于冷空气中,结果长期坚持在冬天跑步的人,年纪稍长一些,膝盖容易出问题,因为那里的肉少,皮下脂肪少,保温效果差,长时间暴露于冷空气中,局部组织代谢出问题,肌体恢复得不好,时间长了就会感觉不舒服。肩部也有同样的问题,很多人在睡觉的时候会把肩膀露在外面,寒气从肩膀入经。睡觉露肩的不良习惯在人到 50 岁的时候会让人饱尝肩痛的苦楚,很多人还没有到 50 岁,肩周炎就出现了。

女性冬天不要为了美而穿短裙。腿脚受凉,会影响肝脏、肾脏和肠胃功能。长期让腿脚受凉,会让处于妙龄的女性过早出现腰部不适,膝部也会因长期受寒而出现问题。而在疾病发生时,往往以为是由于过度运动造成膝部损害,导致治疗方向错误,难以治愈。夏天在空调环境下工作的人,尤其是女性,一定不要穿露脚趾和脚后跟的鞋子,如果穿这类鞋子,最好再穿双袜子。

头部和脖子保暖也是一件很重要的事,上了年纪的人尤其要注意。头部和脖子保暖对于预防中风和延迟阿尔茨海默病发展都具有积极意义。冬天要穿戴帽子和围巾,确保头部和脖子保持温暖。在长江以北地区,冬天在户外应当戴帽子,往更北的地方,冬天在外户不戴帽子,谁都扛不住。夏天,男女老少都不可贪凉,不要站、坐在空调出风口。有些人贪凉,把空调出风口的温度调得很低,飕飕的冷风吹在头上身上都会不舒服,站在风口的人会尤其不舒服。

## （四）衣着的松紧、长短也是重要的事

衣着的松紧,主要是指袜子和内衣。衣着过紧可能会影响血液循环。衣着的松紧最常见的是袜子口过紧。袜子口过松,袜腿会擦在一起,不保暖,也不好看。但袜子口太紧,穿了一天就会有一个深印痕,影响脚部血液循环。内衣也不可过紧,尤其是女性的胸衣,不可以有钢丝之类的硬物压迫。衣着的松紧,会影响局部的血液循环,短时间内看不到负面影响,时间长了就会出现问题。

衣服的长短也不可忽视。除了不要穿露脐装外,在空调里不要露腿脚,不要露腰,还要避免下蹲时长时间露后腰。有的人不注意,冬天下蹲时也会长时间把后腰暴露在寒冷之中,寒气一旦入肉、入经、入骨,身体就会出问题,首先反映出来的可能是腰部不适。

# 六、要有高质量的睡眠

睡觉乃天下第一补药。

一夜好觉精神爽,彻夜难眠浑身倦。

人的一生有近三分之一的时间在睡眠中度过。睡眠对于健康极为重要,长期失眠会降低免疫力、加速衰老进程,同时发生心猝和脑猝的风险也增大。

随着年龄的增长,人们对睡眠重要性的体验不断加深。年龄大了,一般到 50 岁以后,睡眠时间会明显缩短。

人一般每天需要有 8 小时左右的睡眠,同时还应当是有质量的睡眠。1～2 天的睡眠时间不足或质量不高,就会对人的体力、注意力产生负面影响。比如,白天容易疲劳,精力不易集中,反应速度下降。长期的睡眠质量差,会严重影响大脑的机能,自主神经系统紊乱,内分泌失调,神经衰弱,体能下降,衰老加速(出现白发增多,皮肤色素沉积加重,语言不流畅,健忘)等。

如果睡眠不足或睡眠质量差,就应适当增加睡眠的时间,比如午睡片刻,并且要设法改善睡眠质量。

## （一）顺应自然节律早睡早起

现代人对于晚间八点半上床睡觉,简直是一件奢侈品,不到深夜不上床。有闲的人夜生活丰富,酒吧喝酒、歌厅 K 歌、游乐场欢闹、游戏房做键盘侠,不到半夜不归家,有的人则在家里通宵打麻将。无闲的人在办公室里忙碌到半夜。长期不规律的睡眠是失眠的一个重要原因。

地球上昼夜交替是一种自然规律,人类在漫长的进化过程中,逐渐形成了"日出而作，日落而息；入夜则寐，入昼则寤"的生理规律—睡眠规律，也就是所谓的人体生物钟，这其实也是天人合一的一种体现。生活在自然界的任何生物体，都必须顺应这种"天人合一"的规律，才能体格强壮，繁衍生息不断。因此，人类睡眠要顺应自然规律，建立起符合健康要求的睡眠习惯。

现代社会的夜生活使很多人的睡眠紊乱。夜生活是人类有了方便的照明之后才有的，电灯发明到今天也就一百多年时间。人类在这一百多年的时间里，不可能有大的进化，适应日出而作、日落而息的生物时钟也不可能发生大的变化。因此，生活规律还是要遵循"日出而作，日落而息；入夜则寐，入昼则寤"这一节律，就是早起早睡。早起，一般是早上五点起床，至迟七点。早睡，一般是晚间八点半左右上床睡觉，至晚间十点半。

尽量不要在假日和假期晚上不睡，白天不起床。生物钟紊乱之后，要恢复到正常是需要一段时间调整的。

## （二）要有一个好的睡眠环境

睡觉环境很重要，睡觉环境好有利于提高睡眠质量，因此要重视睡眠环境。

首先卧室不要太大，床铺上方不要安装吊灯，卧室窗户不要开得太大。卧室大了在冬天房间里寒气重，使用暖气也不节能。床铺上方安装吊灯，在睡眠状态可能会有潜意识担心吊灯下坠，使人容易从深度睡眠退出。卧室窗户开得过大，还是会有潜意识担心安全问题，例如雷雨天气，窗户应开小一点，外面打雷，室内的震撼感就会小一点。

其次要有一张舒适的床。卧床要平整，铺的床垫的尺寸、软硬度要适合，盖的被褥也要合适。

第三是没有烦人的噪声。噪声影响人的睡眠质量，连续噪声加快熟睡到轻睡的回转，使深度睡眠时间缩短。若有稳定的噪声干扰，可以采取一些隔音措施，如加装隔音窗、隔音墙。对临时性的噪声干扰，可以戴隔音耳塞。

第四是没有光照干扰。卧室内有光照不仅使睡眠时间缩短，还会使睡眠质量下降。光照影响褪黑素分泌。夜间，当人进入睡眠状态时人大脑中的松果体会有一个腿黑激素分泌高峰，这种激素可抑制人体交感神经的兴奋性，使血压下降,心跳速率减慢,心脏得以休息,修复免疫力,使白天疲惫的机体得到恢复。但松果体有一大的特点,就是只要眼睛一感受到光亮,就会被大脑抑制中心命令停止分泌腿黑激素,故在光亮的环境中睡觉或白天睡觉、夜晚工作的人,腿黑激素的分泌或多或少都会被抑制而影响人体的免疫功能。当卧室无法避免光照时,可以戴眼罩。

第五是通风适度。通风不可过大,也不可密闭。如室外低温,通风过大,将使室内温度过低,可能会使入睡的人受凉,甚至感冒。但卧室密闭也不合适。在一个 20 平方米的房间里,如果门窗紧闭,让两位成年人在室内看电视 3 个小时,睡觉 7 个小时,这样 10 个小时后,房内空气的二氧化碳增加 12 倍,细菌数增加 5 倍,还有很多从人体内"飘"出来的废气。这样的环境也不适宜睡眠。

第六是衣着要宽松适度。睡衣以单薄的内衣为好,质地以丝绸和纯棉布为佳,不要紧身的。穿多了衣服睡觉,睡眠质量会明显受到影响。穿睡衣睡觉利于增强皮腺和汗腺的分泌,有利于皮肤的排泄和再生,有利于神经的调节,有利于恢复免疫能力。穿睡衣睡觉还能促进血液循环,使慢性便秘、慢性腹泻以及腰痛、头痛等疾病得到一定程度的改善。同时,穿睡衣睡觉对失眠的人也会有一定的安抚作用。

第七是备一个好枕头。有一个好枕头,会让人睡得更好。好枕头的标准是软硬合适,高度合适。枕头还可以填充一些助眠材料,比如荞麦壳、决明子、干菊花、蚕沙、荷叶、茶叶等,根据自己的身体状况还可以制作药枕。

## (三)睡觉前泡脚有助眠作用

人的双足具有运行气血、联络脏腑、沟通内外、贯穿上下的功能,每个人双脚踝关节以下有 60 余个穴位,均与全身器官有相应关系。俗话说得好,"养树需护根,养人需护脚",脚有人体的"第二心脏"之说,保护它有讲究。用热水泡脚,不但可以促进脚部血液循环,消除疲劳,还能明显改善睡眠。冬天,尤其要坚持睡前泡泡脚。中医建议每晚睡前用 43 摄氏度的热水泡脚 15 分钟。睡觉前用热水泡脚可以达到促进血液循环的效果,可以舒缓疲劳,改善睡眠。也难怪热水泡脚成了民间延续至今的家庭保健方式。另外,泡脚还有益于其他全身性的疾病的治疗，比如风湿、关节炎、感冒等常见疾病的治疗，只要坚持每天泡脚，可以起到减缓症状的作用。

罹患糖尿病的患者要注意泡脚水的温度，由于脚对温度不敏感，糖尿病患者泡脚最好有温度计测水温。泡脚水的温度不可高过 50 摄氏度，如有保温加热的，一定要保持在 45 摄氏度以下，避免烫伤。

温胆汤有理气祛痰、和胃利胆的功效，对失眠多梦症也有效果。汤药泡脚效果也是相当好，因为人群中湿是普遍存在的状况，因此泡脚推荐温胆汤。温胆汤配方中的药材都是常见药，价格便宜，药房、网上均有售。

## （四）睡前忌讳

睡前应该保持一个身心放松的状态。**一是保持心态放松。**"无忧才是入眠方"，忌造成心神不宁的谈话、看引起精神紧张的电视、看有恐怖情节的书。同时，不要思考、谈论比较重要的工作内容和生活内容。"先睡心，后睡眠"，排除一切杂念，真正地做到大脑放松，心里无所牵挂，安然入睡。**二是保持身体放松。**在睡前一小时，忌做强度过大的运动。睡前可以运动，但强度须适度。激烈的运动，将使体内与紧张相关的激素过高，从紧张状态恢复到平静状态需要更多的时间。**三是吃喝适度。**忌饱食，晚餐七八成饱即可。睡前不要吃东西，以免加重胃肠负担。晚上不要饮用浓茶、咖啡等饮料，以免因精神兴奋或尿频影响正常的睡眠。睡前忌过量饮酒，饮酒确实有助放松，缓解入睡前焦虑，酒精诱导的睡眠不持久。靠饮酒来改善入睡，会导致酒瘾。

## （五）睡眠姿势的讲究

改善睡眠，提高睡眠质量，适合的睡姿也是一个很重要因素。孙思邈《千金要方》指出："屈膝侧卧，益人气力，胜正卧偃。按孔子不尸卧，故曰睡不厌卧，觉不厌舒。"

何谓"睡不厌卧"？就是说，睡眠的时候，身体应取侧卧，弯背、屈膝、拱手，犹如胎儿在母腹中的姿态。这种睡姿，可令四肢百骸、皮肉筋脉处于十分松弛的状态，又可使精气内存，不致散泄。

何谓"觉不厌舒"？说的是睡醒后，应做一个伸腰、伸臂、伸腿之类的身体舒展活动，做深呼吸，使心肺活动起来，令循环活跃起来，经脉气血为之流通，感觉舒缓。

仰卧是最常见的睡卧姿势。中医学称这种睡眠姿势为尸卧，采用这种睡姿，身体和下肢只能固定在伸直部位，不能达到全身放松。尤其是在晚餐过饱的情况下，腹压较大，仰卧又容易使人产生胸闷、呼吸不畅。保持仰卧睡姿时，人们还会自觉不自觉地把手放在胸前，使心肺受压，易做噩梦。

俯卧时，全身大部分重量压在肋骨和腹部，使胸部和横膈膜受压，影响呼吸。俯卧还会增加腰椎弧度，导致脊椎后方的小关节受压。俯卧时，颈部向侧面扭转才能使头歪向一边，这样又很容易造成颈肌受损（容易落枕）。

左侧卧时，双腿微曲，虽有利于身体放松，有助消除疲劳，但心脏位于胸腔内左右两肺之间而偏左，胃通向十二指肠、小肠通向大肠的出口都在左侧，所以左侧卧时不仅使心脏受到挤压，而且胃肠受到压迫，胃排空减慢。

侧卧，左侧卧还是右侧卧？这个就不是很重要了，有人说，人的心脏在左侧，所以，侧卧以右侧卧为最佳。因为，右侧卧有利于心脏的活动，还有利于心脏将更多的血液输入肝脏，便于食物在胃和肠道中运行；左侧卧会压迫心脏，对心脏舒张不利。那么右侧卧不会压到肝脏、影响肝脏的血液循环吗？

入睡姿势右侧卧、左侧卧均可。自己感觉能让自己最放松的睡姿，就是最好的睡姿。入睡后一般都会改变姿势，小孩尤其如此，给小孩足够大的床，他可能一觉会把床的每一个地方都滚一遍。大人会相对安定一点。要保持睡姿相对稳定，可以在入睡前给自己一个想要保持的睡姿的暗示。

## （六）自我催眠入睡

睡觉前，让心里有一个入睡的准备，也是改善睡眠的一个有效方法。自我催眠入睡的方法很多，下面介绍一个简单、可能有效的方法：

以自己感觉舒适的姿势躺在床上的褥垫上，闭上眼睛，全身放松。然后把意念集中在两脚的脚趾尖，然后，从脚趾尖依次向上放松，想象你的脚、膝盖、大腿都舒适地浸泡在温水中。接着放松背脊和两肩，然后放松胳膊、手、指头和下巴，脸上的肌肉也放松。最后想象你的身体渐渐沉重起来，终于深深地陷在褥垫中,慢慢地就感觉不到自己的重量,保持愉悦的心境(也可以想象在自己印象深刻的美丽画面中行进,享受美丽的风景)。

## (七) 按摩助眠

中医对失眠有一套理论,分析得比较细致,我们没有中医基础,就不作深入研究。这里我们分享一些实用的方法。

入睡困难可以按摩手上的神门穴、太渊穴和内关穴以及额头上的印堂穴。神门穴、太渊穴的按摩可以用搓手腕的方式把手腕上其他几个穴位也同时连带着按摩。印堂穴可以点按,也可以从眉心向上推。

睡得不深的问题可以通过按摩耳垂和脚后跟上的睡眠穴来改善。耳垂的按摩是用食指和拇指捏揉耳垂根部和面颊结合部,睡得不深的人此处认真体会应该会发现耳垂根部和面颊结合部有细小的颗粒,每次按摩 3～5 分钟,坚持一段时间会发现耳垂根部和面颊结合部的细小颗粒变软了,消失了,同时睡眠有较大的改善。脚后跟上的睡眠穴按摩需要用按摩棒推,用按摩棒抵住脚后跟上的睡眠穴,用力向脚趾方向推 2 厘米左右,一次左右脚睡眠穴各推 36 下。

醒得早的问题怎么办?午夜易醒是肝脏的问题,可以按摩太冲穴和三阴交穴来改善。凌晨 3 点左右早醒是肺功能的问题。凌晨 3 点早醒的人可以按摩太渊穴、鱼际穴来改善。

## (八) 运动助眠

睡眠困难更容易发生在脑力劳动者群体中。在日常工作中,脑力劳动者的紧张程度一点也不亚于体力劳动者,或者更甚。精神紧张诱发了激素,这些激素是为人体进行激烈搏斗、逃避而准备的,而事实上人并未进入紧张体力消耗中。紧张产生的激素没有被消耗,使身体放松出现困难,也带来了入眠的困难。因此,对于脑力劳动者在工作之余,适当切入一定强度的体力活动,将紧张工作中积累的激素消耗掉,在晚间睡眠时刻到来时能心身放松,比较快地进入睡眠。选择的运动方式要使上肢和下肢都能得到适度的运动。

## （九）睡觉是大补药，睡个午觉也很好

随着年龄的增大，工作压力并没有减轻，想早睡难，却习惯晚睡了，早一点上床也睡不着，但早醒却轻易地来了。睡眠时间短了，睡一个午觉补一下，对体力、脑力恢复效果不错，只要条件许可就尽可能睡个午觉。

午觉时间一般都很短。但无论从传统中医，还是从最新的国外研究来看，午觉是最好的"健康充电"法之一。从经验角度看，这个毫不为过，尤其是晚上睡不好的人，补个午觉十分必要。

中医认为，中午 11 点到下午 1 点的"午时"是人体阳气最盛的时候，此时午觉，有助于心脏恢复，降低心脏和心血管疾病的风险，也使人下午精力充沛。

国外关于午睡好处的研究也是层出不穷。一是降血压。如果工作压力大使人血压升高，不妨午睡片刻，午睡会有助降低血压。二是降低冠心病发病率，在有午休习惯的国家和地区，冠心病的发病率要比不午睡的国家低得多。三是午睡可以提高下午工作时的注意力。四是提高免疫力。午睡可有效刺激体内淋巴细胞，增强免疫细胞活跃性。五是赶走抑郁情绪。午睡可改善心情，降低紧张度，缓解压力。

睡午觉不需太长时间，短的可以 10 分钟，长的可以 90 分钟。

睡 10 分钟，下午工作的精力就会得到明显提升。

睡 40 分钟，进入浅睡眠状态，体力得到明显恢复。

睡 90 分钟，会经历深度睡眠，身体得到很好的修复。

在办公场所，找地方睡午觉会有一些困难，自己可以创造条件将就一下。夏天要当心空调温度，温度不要调得过低，不要午睡受凉。

# 七、适度运动

生命在于运动,这句话是真理。运动可使全身气机条达,血脉通畅,在提高和保持体能的同时,增强免疫力,使人不生疾病或少生病。运动可使肌肉营养供给充足、骨骼保持坚强和结实(提高钙的吸收,增加骨的钙密度)。

但是运动要适度,作为保健,不提倡如专业运动员般的高强度运动。高强度运动必须有专业人员的指导,高强度运动缺乏专业指导容易造成运动损伤。即使有专业指导,长期的高强度运动对于健康还是存在损害的,高强度运动的专业运动员,长寿者寥寥。但是要说服人,作为健康运动,不宜采取高强度运动,这个是件困难的事。因为高强度运动健身的危机一般发生在年龄50~60岁左右,到来的时间相对已经比较晚了,当然看别人的故事应该可以当作自己的教训。

## (一) 运动好处多

健康离不开运动,适度的运动可以有效维持健康状况。

一是可改善心肺功能。体能锻炼,特别是有一段持续时间的有氧运动,可以使心肺在一段持续的时间内保持高负荷运行,呼吸量增大,肺部积存的废气排出,经常的锻炼可使大肺活量得到保持。运动还会使心血管血液的输出量增加,增强心肌的收缩力,全身的血管也在运动中得到有节奏的收缩和扩张,弹性增强,减少动脉硬化。同时运动消耗促进脂肪的燃烧,减少高脂血症发生率,降低心血管疾病的威胁。

二是可改善体能。"用进废退"是生物原理,动物是这样,人也是这样。

如果不是从事体力劳动的,就一定要经常运动,适度的运动可以使肌肉得到锻炼,增加肌肉的强度,感觉体力充沛。从事体力劳动的,最好选择反向运动或劳动时少用到的肌肉,比如挑重担的,可以练习倒挂拉伸脊柱,长时间坐在工位上的,可以选择步行作为体能锻炼的运动。

三是可预防骨质疏松。骨质疏松是中老年人的一种多发病,而户外运动是防止骨质疏松最有效的方法。缺钙者只有参加适量的体育锻炼,使骨骼承载负荷,才能提高补钙的效果。有关研究指出,骨相关激素、钙、维生素 D 可决定 3%～10% 的骨强度,而运动对骨强度的影响可达 40%。这一理论可解释久卧病床的患者即使补钙也无法阻止骨质的流失。研究表明,通过运动锻炼,增强骨骼承受负荷及肌肉拉伸的能力,结合使用骨相关激素、钙、维生素 D 等,可恢复骨质及维持一定骨强度。所以补钙必须结合适当强度的运动。

四是可预防糖尿病。肌肉上有胰岛素受体,人长时间不运动,胰岛素受体吸收胰岛素饱和,胰岛素得到减缓分泌的信号。长期不运动、少运动,使胰岛功能下降,导致糖代谢的紊乱,由此引发了糖尿病。糖尿病确确实实与缺乏运动关系密切。研究还发现,即使中等程度的体力活动,足以防止 60% 的 II 型糖尿病的发生。肥胖也是引发糖尿病的一个重要的原因。脂肪细胞是一种内分泌腺体,脂肪细胞增大时会降低胰岛素活性的脂抑胰岛素分泌增多,提高脂肪消耗的脂联素分泌减少,从而使肌细胞不能很好地利用糖,产生胰岛素抵抗。运动能加速脂肪的氧化,脂肪细胞缩小,故而运动能减少罹患糖尿病可能性。

五是可减缓衰老,锻炼有增强记忆力、活跃思维的功效。体能锻炼也可直接对脑产生影响。锻炼可增加"脑源性神经因子"的形成量,这种物质能促进神经轴突的生长,而且能够提高脑细胞抗氧化和抗毒素的能力。

## (二)温度适宜时多到户外运动

阳光对健康很重要,阳光照多了伤皮肤,阳光照少了影响身体健康,适度晒太阳好处很多。

一是接受阳光照射可以提高人体对钙的吸收。儿童缺光照会显著影响生长发育,成人也会有重大影响。缺光照会使钙难于吸收,长期缺乏光照需要补充维生素 D。在北欧由于冬季长夜，儿童发育需要的光照不足，政府采取免费向儿童提供维生素 D 片剂的措施解决这一问题。成人缺少阳光照射，也会造成缺钙。在城市的上班族一般都有光照不足的问题，尤其是女性为使皮肤保持白皙，刻意躲避阳光，再加上女性运动往往偏少，时间一长因缺钙导致骨质下降，一旦跌倒、滑跤很容易造成骨折。

二是适度晒太阳可以缓解抑郁。长期工作在紧张的工作中，尤其是室内工作，接受阳光照射可以很好地调节心情，产生快乐情绪，缓解压抑。

三是适度晒太阳对内分泌有正向影响。人体内多种激素的分泌与光照尤其是太阳光照有关，适度晒太阳不仅可以改善心情，还可以提高食欲，改善睡眠。因此，为健康应该多开展户外活动，呼吸新鲜空气，放松精神。户外活动可以选择散步、慢跑、游泳、广播体操、太极拳、气功等。在户外运动要关注气温，低温时户外运动要注意保暖，高温时要自带饮水，注意防暑。

## （三）提倡有氧运动

健身运动不需要太大的强度。以步行为例，长期坚持每天步行累计数达一万步左右，就能基本保证身体各项检查项目的指标符合健康要求。反之，如果每天步行少于六千步，患心血管疾病、糖尿病的机会也随之大增。选择其他运动项目，可以以步行的强度为参照，运动时间累计两小时左右为宜。

运动健身贵在坚持，三天打鱼两天晒网是达不到健身目的的。但要注意不宜过量运动，运动过量对于健身并无多大的好处，一般在运动过程中，身体经常会出现渴、饿、困、乏、冷、热、胀、痛、麻等现象，这基本属于正常现象。如果运动强度过大，人就可能会有恶心、胸闷、气短、心慌的感觉，这些是人处于深度疲劳的反应。长时间的高强度运动，不仅会消耗脂肪，还会消耗蛋白质，人体是不储存蛋白质的，消耗蛋白质意味着人体组织分解自身。

表 7-1　60 分钟各项运动消耗热量对照表

| 运动方式 | 热量 | 运动 | 热量 |
|---|---|---|---|
| 逛街 | 110 千卡 | 开车 | 82 千卡 |
| 熨衣服 | 120 千卡 | 看电影 | 66 千卡 |

| 运动方式 | 热量 | 运动 | 热量 |
|---|---|---|---|
| 洗碗 | 136 千卡 | 泡澡 | 168 千卡 |
| 慢骑自行车 | 184 千卡 | 洗衣服 | 114 千卡 |
| 遛狗 | 130 千卡 | 插花 | 114 千卡 |
| 休闲式打网球 | 352 千卡 | 游泳 | 350 千卡 |
| 爬楼梯 | 480 千卡 | 郊游 | 240 千卡 |
| 打扫卫生 | 228 千卡 | 跳绳 | 448 千卡 |
| 跳舞 | 300 千卡 | 打拳 | 450 千卡 |
| 打高尔夫球 | 186 千卡 | 慢走 | 255 千卡 |
| 慢跑 | 600 千卡 | 快走 | 555 千卡 |
| 快跑 | 700 千卡 | 骑马 | 276 千卡 |
| 滑雪 | 354 千卡 | 健美操 | 300 千卡 |
| 公园漫步 | 180 千卡 | 仰卧起坐 | 432 千卡 |
| 休闲式打乒乓球 | 360 千卡 | 打篮球 | 500 千卡 |
| 打排球 | 350 千卡 | 打壁球 | 600 千卡 |

以上热量表数据会因运动强度的不同而有所浮动,仅供参考。

有氧运动是强身健体和减肥的有效方法。有减肥效果的有氧运动有持续时长的要求,在整个运动过程中,人体吸入的氧气大体与运动所需相等。其运动特点是强度低、强度均衡、持续时间长。从生理生化这个角度来看,在氧气供应充足的状态下,机体运动所需的能量 ATP 主要靠糖、脂肪的完全氧化来供给能量,相同分量的糖、脂肪在有氧状态下提供的能量较无氧或缺氧状态下的要多很多,也不产生代谢中间产物乳酸。中等强度的有氧运动持续45 分钟,就开始消耗脂肪,因此是减肥的有效方法。适合这一要求的运动包括:健美操、步行、游泳、登山、慢跑、骑车、越野滑雪等,方便易行,容易坚持。在跑步机、登山机、划船器、滑雪机、拉力马等器械上的运动以及健美操等运动对场地的要求不高。

## （四）注意运动中的保暖

运动会使身体发热,运动时间一长还会热到出汗,但这个发热是不均匀的。因为运动会使身体发热,所以人们往往会忽视运动中身体的局部保暖。

在气温比较冷的季节,运动中的肢体保暖很重要,尤其是关节部位的保暖。很多坚持户外运动的人,到中老年后,膝盖一般都会出现运动性损伤。中老年后出现的运动性损伤是一个积累的过程,除运动姿势不正确外,局部在运动中受寒也是一个原因。运动会产生热量,在躯干表面有明显升温,但关节部位升温不是很明显。寒冷季节的户外运动要注意肢体保暖。膝部在运动中承受的负荷较大,寒冷季节户外运动时保暖不到位将严重影响关节部位的疲劳恢复,时日长了,就会加重所谓的运动性损伤。

## (五)用短暂的间隙运动避免长时间的固定姿势的损伤

在城市的白领工作比较繁重,有可能在案头长时间保持一个工作姿势。这时就会造成颈项肌劳损和腰肌劳损,如果姿势端正,劳损程度会比较小,如果姿势不正确,习惯性的,肯定会造成颈椎和腰椎问题。不管如何,长时间保持一个姿势,造成肌肉的劳损是无法避免的。长时间的案头工作不仅有颈椎和腰椎的问题,还有消化、心肺和生殖等问题。因此,对于有可能长时间保持一个姿势的工作,经常性地短时间地活动一下,使局部紧张的肌肉得到放松,避免出现劳损。

## (六)运动的多样性使"闲置"的肌肉得到锻炼

饮食的多样性是解决食物不耐受和营养不平衡问题的有效方法。相似的,运动的多样性,可以使一些常规运动得不到锻炼的肌肉得以恢复活力。全身骨骼肌639块,一项运动只能锻炼局部肌肉,例如走路大概用到200块肌肉,游泳大概用到上身肌肉的80%,下身肌肉的20%。不管以什么方式运动,总有一些肌肉没有得到锻炼。那些长期没有得到适度运动的肌肉会因为营养供给少而变得僵硬,甚至是身体局部低温所在。人体很多的经络分支是分布在肌肉里面的,如果这些部位的肌肉得不到适当的营养,对应的脏器可能就会处于亚健康状态。对于办公室的白领建议除了游泳、走路、跑步、骑车、打球,还可以在专业老师的指导下打太极拳、炼瑜伽、演八段锦、炼五禽戏等,用运动的多样性,尽可能地使全身的肌肉都得到锻炼,保持肌肉有力量、弹性好。

## （七）饭后百步走

饭后百步走的第一目的是降低餐后血糖峰值。餐后 1 小时血糖会升到一个高值，一般是在 6.7～9.4 毫摩/升，在 11 毫摩/升以下都认为是正常高值，早上空腹血糖的正常值是 3.89～6.11 毫摩/升。餐后正常高值差不多是空腹正常值的一倍。

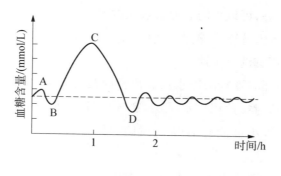

图 7-1

虽然这个高值维持的时间不是很长，但长期在餐后保持一段时间的高值依然会造成一系列的危害，会影响肾功能，使神经系统加速老化，使血压升高，使脑梗、高血压、脑出血、脑卒中等健康问题更接近你。所以一定要重视餐后高血糖的危害。

要把餐后高血糖的峰值削减下来，比较有效的办法是饭后百步走。饭后散步可以有效地降低餐后血糖峰值，餐后休息 10 分钟左右，开始步行，饭后散步，不是快步走。持续行走 45 分钟左右，消耗了相当多的肌糖，提高了肌肉吸收胰岛素的能力，血糖峰值下降明显。降低餐后血糖意义很大，不仅有效降低心脏病、肾病的威胁，血糖峰值降低对于牙齿的保健也很有好处。

饭后百步走的第二目的是活动身体，这对于办公室里的白领特别有意义。步行不仅有运动的效果，同时，也进行了足底的按摩，行走中的按摩力量较大，有较好的附加保健作用。

饭后百步走和午休是对矛盾,安排好了是可以两全齐美的。

## (八)冷水洗澡要注意的问题

把洗冷水澡算运动很勉强。洗冷水澡有两个好处,一是增加人体适应气温波动的能力。天天洗冷水澡会使人对气温的剧烈变化不敏感,不容易患感冒。二是对人体血管是一个很好的锤炼,可提高体表血管弹性。洗冷水澡时,血管收缩,大量血液流向身体内部,温度回升又流向体表,血管一伸一缩,经常性地反复锻炼,可以预防心血管疾病的发生。当然还有一个好处是可以锻炼人的意志,冬天洗冷水澡需要坚持,要有毅力。当然洗冷水澡要看时机,不适当的时机,不宜洗冷水澡。

一是人在出汗时不宜洗冷水澡。出汗时皮下血管扩张,毛孔放大,血液循环加快,如果这时突然用冷水洗澡,寒气比较容易侵入体内,容易患感冒。如果体质不太好,还可能会有其他风险。因此,应该等到汗收了,再洗冷水澡。

二是酒后不宜洗冷水澡。通常,人在摄入一定量的酒精后会出现胰岛素分泌增加,血糖降低,严重的甚至出现低血糖。酒后洗冷水澡,容易发生头晕、眼花、全身无力,严重时还可能发生低血糖昏迷,容易摔倒。

三是高强度运动后不宜洗冷水澡。无论是体力劳动还是脑力劳动后,均应休息片刻再洗澡,否则容易引起心脏、脑部供血不足,甚至发生昏厥。

四是生病时不宜。生病时抵抗力下降,对健康恢复不利。尤其是高热时,洗冷水澡,可能会因眩晕而摔倒。

# 八、健康的心理调适

心理健康与身体健康关系很大,情绪会直接影响内分泌,在心理状态发生较大波动时,这个影响是即时发生的,有时会对身体产生严重影响。因此要身体健康,必须学会自我调节,保持健康的心理。

## （一）心理对健康的影响巨大

中医认为五志(分别是怒、喜、思、悲、恐)与五脏(分别是肝、心、脾、肺、肾)相连,五志过极会影响其所对应的脏器的功能。七情内伤是以外界刺激引起情志异常为主因,作用于内脏导致内脏阴阳气血失调而发病。《黄帝内经》有"怒伤肝、喜伤心、忧伤肺、思伤脾、恐伤肾"之说,古人已知心理对健康有着巨大的影响力。现代医学也证明,心理对健康影响巨大。俄罗斯生理学家、心理学家、医师巴甫洛夫指出:"一切顽固的、沉重的忧郁和焦虑,定会给各种疾病大开方便之门。"美国洛克菲勒大学的免疫学教授罗伯特·古德对此有个总括:"我绝对相信心灵、内分泌和免疫系统三者的交互作用是存在的……问题是,这三大网络—神经系统、内分泌系统和免疫系统是如何产生交互作用的,我们又如何用精确、定量的名词来了解这些交互作用,以便学会预测和控制。"①

研究表明,烦恼、焦虑、疲倦、抑郁等不良情绪是影响乳腺癌发病的危险因素②,据统计,目前已知与情绪有关的疾病已达到 200 多种。在所有患病

① 《钟响磬鸣的禅养学与中医养生学》,时间:2017－08－03　来源:中国中医药报　作者:卢祥之
② 《女性乳腺癌与心理因素相关性的循证医学分析》中国实用医药 2018 年 1 月第 13 卷第 2 期

人群中,70%以上的疾病和情绪有关。

例如,部分年轻人处于激烈的竞争中,压力巨大,长期处于紧张状态,造成肾脏长期肾上腺激素分泌过多,引起血管收缩,最终可能导致高血压。焦虑症会使人入睡困难、多梦,影响睡眠质量,会使人免疫力下降。

再如,愤怒和恐惧的情绪导致结肠功能亢进,结肠持续收缩,结肠变窄,溶菌酶分泌增加,肠结膜变脆,结肠出现斑点状出血,严重的甚至发展至糜烂、溃疡。有心理学家做过这样一个实验:将两只羊分别关在两个笼子里,给予相同的生存条件,不同的是将其中一个笼子放在动物园的狼区,一个笼子在非猛禽鸟区。实验表明,在相同的生存条件下,那只在狼区的羊因恐惧、焦虑而最终导致溃疡病。之后,将患病的羊移至非猛禽鸟区,并给予相应的治疗,溃疡逐渐愈合。再次将这只羊放在狼区,溃疡病再次复发。

心理对于身体健康有至关重要的影响,因此人人要学会自我调整。

## (二)知进退,理智处事

人心气平和,内分泌也会风平浪静,情绪激动,内分泌也会跟着情绪波涛汹涌。一旦内分泌波涛汹涌,身体就会出问题。作为一个成熟的成年人,应该学会宽容,学会包容,不论亲疏远近,得理让三分,让自己的情绪和心智处于平和状态,同时尽量不要给他人施加负面的情绪刺激。

愤怒是不满情绪的一种失节表达,是不理性行为的典型状态,往往造成伤身、伤人、损物。遇到令人愤怒的事情,一定要保持心态的平和,首先考虑的是核心利益所在,而不是情绪的宣泄。容易生气的人要加强个性修养,学习一些心理学的知识,学习一些生活哲理,以更高的视野,更宽阔的胸怀对人、对事、对物,牢记核心利益是第一思考,有意识地调整自己的脾气,避免遇不如意就进入暴怒状态,避免在暴怒时做出极不利于自己的不理智的行动。

怒伤肝,是指过度愤怒,引起肝气上逆,肝阳上亢或肝火上炎,耗伤肝的阴血。《灵枢·邪气脏腑病形》说:"若有所大怒,气上而不下,积于胁下,则伤肝。"《素问·举痛论》说:"怒则气逆,甚则呕血。"《素问·生气通天论》说:"大怒则形气绝,而血菀于上,使人薄厥。"《医医偶录》说:"怒气泄,则肝血必大伤；怒气郁，则肝血又暗损。怒者血之贼也。"从健康角度来讲，闲气、怨气、闷气、赌气和怒气这五种气，不仅让人心情变差，还会引发内脏分泌的急剧波动，伤害内脏。生气时面色苍白、嘴唇发紫、手脚冰凉，经常发生会导致脏器病变。特别是身体不好的老年人，在生气的时候血压瞬间上升，很容易出现脑猝、心猝（尽量不要让老年人受辱、受气）。

## （三）宠辱不惊，让时间消化一切

不如意事常八九，可与语人无二三。不开心只会让自己内分泌失调，经常不开心就会影响健康。悲伤的情绪会让气的运行消沉，《黄帝内经》说："悲则心系急，肺布叶举，而上焦不通，荣卫不散，热气在中，故气消矣。"人悲伤的时候肺叶会张开，心跳会加速，人就容易抽泣，但此时心肺之气受阻，热气不能散发，气便消沉了下来。

忧思会让人气结。气结，就是气滞。《黄帝内经》说："思则心有所存，神有所悟，正气留而不行，故气结矣。"一个人总是忧虑，为琐事烦恼，神就会凝于事，气就会聚于某一处而不行，长时间忧思便会成疾。中医说"怒伤肝，喜伤心，思伤脾"，忧思过了头，脾气就会郁结，这时人常常会茶饭不思、胸胀肋痛，除此之外，忧思还会伤胃，气滞留在了胃里，胃气不畅，人就容易消化不良，患上胃病。

遇悲伤事，可以试着强装笑脸，这种"心理假动作"有利于释放不良的情绪。或者用"愉快回忆法"，想想之前的一些快乐，转移注意力，而且悲伤时一定要和人交流。忘却也是治疗悲伤的实用方法，一些长寿老人经历了人世的坎坷，但记忆的都是愉快的故事，很少去回忆过往的伤痛。

保持低调，不喜形于色，对人谦恭礼让。喜伤心，是指过喜使心气涣散，神不守舍。《灵枢·本神》说："喜乐者，神惮散而不藏。"《医碥·气》说："喜则气缓·志气通畅和缓本无病。然过于喜则心神散荡不藏，为笑不休，为气不收，甚则为狂。"心藏神，心神散荡，喜笑不休则伤心。

遇开心事很好，但也要低调。因为一段的顺心如意，接下来可能会有一段不如意，不必为一件开心事得意忘形，趾高气扬。即使是在听相声，也不要过于放松，避免喜笑不休。大笑之后，心气神散荡，人会感觉很累，收不住真的会笑死。

淡泊人生，不是叫人消沉，而是要收得住自己。《幽窗小记》中有一幅著名对联：宠辱不惊，看庭前花开花落；去留无意，望天外云卷云舒。

# 九、生殖健康

在本书序言里，讲健康标准，没有提到生殖的问题。事实上生殖能力是生命活力的分界线，这个分界线就是更年期。健康状况越好，进入更年期的时间越晚。过早进入更年期，说明健康水平比较差。因此生殖健康也是身体健康的一个标志。

## （一）适当的性生活有益健康

食色，性也。食欲和性欲是人的生理本能与心理需要。可以说，没有性欲，就没有最初的两性相吸，就没有爱情，就没有恋爱时的激情，也就没有人类的繁衍生息。今天，性欲的"传宗接代功能"已经逐渐淡出人们的价值观念，更多地被人们广泛认同的是关于两性本身的相悦。年轻人婚后一段时间内，由于夫妻双方性欲旺盛，因此性交的频率比较高，每星期可达4～5次或更多，这完全是正常的现象。几个月之后，由于新鲜感逐渐变淡，生活逐渐规律，多数人性交次数会逐渐减少，一般每星期1～2或2～3次，频度基本稳定下来。性交的次数是否合适是因人而异的。一般地，只要是性生活之后，双方感到心情愉快、精力充沛，可以认为这个频度是合适的。

当然，正常的性生活还是有益于健康的。现代医学认为，良好的性关系特别是性高潮对男性和女性都有利。它不但对你幸福美满的婚姻关系有重要作用，还会对你社会生活的其他方面具有一定影响。比如，常常有人说，良好的性生活后，又是新的一天。可见性交可以减少焦虑、缓解紧张、增强自信，而这一切都对生活质量的提高发挥了不可估量的促进作用。还有一项研究表明,在男子精液中,含有一种可与青霉素相媲美的重要抗菌物质—精液胞浆素。实验表明,精液胞浆素具有一种独特的蛋白质,它可以进入细菌的细胞内部,阻止细胞的核糖核酸的合成,而这种合成受阻使细菌无法分裂繁殖。精液的这种杀菌作用,能使有正常性生活的女性有效地预防和减少诸如阴道炎、子宫内膜炎等多种妇科病的发生。

## (二)纵欲会致早衰

古今中外,对房事是否节制有三种观点,一是纵欲,一是禁欲,一是节欲,前二者走向极端,是有害的,而"节欲"则是辩证地提出性生活的适度节制,与"欲不可纵"的中医养生观念一致。正如古人所言:"房中之事,能生人,能煞人,譬如水火,知者,可以养生;不能用之者,立可尸矣"。房事应该有所节制,这不仅是养生的需要,也是优生优育的需要。

由于年轻人身体机能好,代谢水平高,经络畅通,能在短时间内将身体消耗补回去,因此年轻人保持适度频度性生活能保持身体的健康。随着年龄的增长,身体机能下降,代谢下降,血气不足,性生活之后的恢复也需要更长的时间。如果进入中老年后,还不知节制,和年轻时一样,那可真要"立可尸矣"。

节欲保精是抗衰防老的重要一环,这在古医籍里可见频度较高,如《素问·上古天真论》说:"以欲竭其精,以耗散其真,……故半百而衰也"。《养性延命录》:"壮而声色有节者,强而寿"。《金匮要略》:"房室勿令竭乏,……不遗形体有衰,病则无由入其腠理"。孙思邈指出:"人年四十以下,多有放恣,四十以上,即顿觉乏力,一时衰退,衰退既至,众病蜂起""所以善摄生者,凡觉阳事辄盛,必谨而抑之,不可纵心竭意以自贼也"。肾为先天之本,肾精充足,五脏六腑皆旺,抗病能力强,身体强壮,则健康长寿。反之,肾精匮乏,则五脏衰虚,多病早夭。节欲保精对于中老年尤为重要。孙思邈说:"四十已上,常固精养气不耗,可以不老""六十者闭精勿泄","若一度制得,则一度火灭,一度增油。若不能制,纵情施泄,即是膏火将灭更去其油,可不深自防"。从国内外长寿老人的调查情况来看,大多对性生活都有严格而规律的节制,这说明了节欲保精对健康长寿有积极意义。这里的"不老"是衰老慢的意思。

在封建社会里，历代皇帝设有三宫六院七十二妃，贵族大臣，妻妾成群，生活放荡糜烂，虽然他们每天山珍海味，美酒佳肴，但到头来多是恶疾缠身，早亡夭折。据历史资料统计，凡能查出生卒年龄的封建皇帝 209 人，平均寿命仅有 39 岁。其中只有少数能做到清心寡欲，从而实现健康长寿。例如，清乾隆皇帝活了 88 岁，是几千年来皇帝中的长寿冠军，这与他"远房围，习武备"的生活习惯有密切关系。

## （三）节欲有益于优生

节欲保精有益于优生，生下的孩子会更健康、聪明。孙思邈指出："胎产之道，始求于子，求子之法，男子贵在清心寡欲以养其精，女子应平心定志以养其血"，明代医家万全认为："男子以精为主，女子以血为主，阳精溢泻而不竭，阴血时下而不愆，阴阳交畅，精血合凝，胚胎结合而生育滋矣"，张景岳指出："凡寡欲而得之男女，贵而寿，多欲而得之男女，浊而夭"。总之，节欲保精不仅有利于健康长寿，而且也是优生优育的首要措施。卵子一月排出一次，有二个月的发育时间，这个月左侧排出，下个月右侧排出，周期比较固定，性生活对排卵周期影响不大，卵子的质量基本由女性的体质决定。但是精子的排出是与性生活关联的，每天都有发育成熟的精子，如果性生活过于频繁，成熟的精子积累量不足，不仅会使人的体力下降，高质量精子的比例也会下降，不仅影响受孕，还可能影响受孕质量。因此节欲保精确实是优生优育的重要措施。

## （四）避免高风险性行为

随着便捷的现代化交通日益普及，人际交流急速扩大。"食色，性也"，但一些人没有足够的自律，使性病在世界范围内流行并呈低龄化。性病已成为严重的公共健康问题，因而性病的防治工作一直是一项十分艰巨而长期的任务。目前性传播疾病的涵盖范围已扩展至包括最少 50 种致病微生物感染所致的疾病，其中包括传统的五种性病（梅毒、淋病、软下疳、性病性淋巴肉芽肿和腹股沟肉芽肿等）及非淋菌性尿道炎、尖锐湿疣、生殖器疱疹、艾滋病、细菌性阴道病、外阴阴道念珠菌病、阴道毛滴虫病、疥疮、阴虱和乙型肝炎等。由于艾滋病治疗还没有取得有效的进展，艾滋病的防范显得特别重要。一方面要加强教育，使人们自觉避免高风险性行为，另一方面要加强性安全知识的学习，提高防范意识。

# 十、一些疾病的防范

不生病、少生病、不生恶性病是一种愿望,也是一种追求。即使生活习惯很科学的人,有时也难免会来个伤风感冒、头痛肚子不舒服之类的疾患。如果自己能对付一些疾病,尽量不麻烦医生,也同时省下了时间,有时还能救自己的命。

## (一)心猝的自救

心脏驱动全身血液循环,因此心脏不可有须臾的暂停,心脏一旦罢工,必危及生命。心猝死亡率极高,中医有自我急救措施,而且是有效的,因此学习心猝自救的方法极有意义。

### ❶ 西医心肺复苏的困局

心猝发生,西医是采取心肺复苏的方法,需要由他人采取专业措施。一是人工急救,二是心肺复苏仪急救。心猝人工急救有一套操作规范,用人工呼吸使呼吸骤停者进行被动式呼吸,获得氧气,排出二氧化碳,同时按压胸部刺激心脏搏动,维持住基础的生命。为避免人口对口呼吸存在的疾病传染的风险,发明了以机械代替人力实施人工呼吸(机械通气)和胸外按压等基础生命支持操作的设备—心肺复苏仪(CRD, Cardiopulmonary Resuscitation Device)。有电动式心肺复苏机和气动式心肺复苏机两种。心猝发生时,如及时施以人工呼吸和心肺复苏仪救治或许可以挽回生命。但须有两个必要条件,一是心猝发生时要有他人在身旁,二是在身旁的人要有心肺复苏的专业素养,会人工急救或会使用CRD设备。一个人在公共场所发生心猝时,同时具备这两个条件的情况比较罕见,如果在家发生时则需要家人具备救治能力。因此心猝发生被及时救治的案例并不多,在私密场所或独处时发生心猝,基本上没有生存的希望。即使很幸运地具备了条件,人救过来了,由于患者可能年龄较大,还有骨质疏松的情况,常有肋骨被压断的次生伤害发生。

### ❷ 中医心猝自我救助的方法

中医心猝自救方法不会有次生伤害,操作也不复杂。当然这一方法可以自救,也可以救治他人。

**A. 预防措施。** 如果心脏处于亚健康状态,按压大包穴和渊腋穴是有酸胀感的。按压大包穴和渊腋穴消除酸胀感有缓解心猝发生的功效。因此,熟悉大包穴和渊腋穴的位置,经常地按摩这两个穴位,不仅可以检测心脏状态,还有助于降低心猝风险。

**B. 自救措施。** 一旦发生心猝,自我救助也是按压大包穴和渊腋穴。由于渊腋穴比较方便取穴,建议自我救助时按压渊腋穴。

心猝发生时,自己往往没有足够的力量按压穴位。如果有人在身边,可以指导他人按压自己的渊腋穴。没有其他人在场的情况下,可以自己用右手手指按压自己的左侧渊腋穴,然后在地上打滚,使渊腋穴受到足够的压力,促使心脏恢复搏动。

渊腋穴取穴:举左臂,腋下中线上,腋下等身3寸,第4肋间隙中。腋下等身3寸,就是一掌四指的宽度。

经常按压此穴,一是熟悉位置,二是有预防心猝的效果。

按压大包穴,解除心猝是上海医生郑凤胡为救助心猝患者提出的方法,曾获卫健委科技成果三等奖。后北京中医药大学教授、北京西直门医院推拿科主任藏福科提出了按压渊腋穴的改进方法。

## (二)中风(脑梗与脑出血)的防范

### ❶ 脑梗与脑出血的区别

中风(脑猝)有两种形式,一种是脑梗,另一种是脑出血。脑梗是脑血管发生栓塞,使局部脑组织得不到氧气和营养的供给,这个过程是渐进的,因此急救的窗口期较长。脑出血是脑部血管破裂,使局部脑组织得不到氧气和营养的供给,这个过程是突发的,抢救的窗口期很窄。

**② 脑梗的对应:有症状即送医**

脑梗主要发生在老年人身上,一般情形下,脑梗进程比较平缓,局部的脑功能是缓慢衰退的,有时还会反复,因此前期征兆往往容易被忽视。对于老年人身上发生的身体敏捷性变化要特别注意。

一过性黑蒙:突然出现眼前发黑,数秒后即恢复常态,既没有头晕、恶心,也没有意识障碍。

短暂视力障碍:视力模糊,或者视野缺损,视物不完整,这种现象多能自行恢复。

短暂言语障碍:患者突然失语、发音困难。

短暂的运动障碍:肢体麻木或无力,手握物体失落,原因不明的晕倒或跌倒。

当出现上述现象时,提示可能已经脑梗死前期,应及时到医院检查并且接受治疗,切不可忽视这些初期症状。脑梗前期的治疗比较有效,后遗症少,治疗时间短,医疗成本低。但前期症状的短暂消失,特别容易使老年人自己和家人忽视,不愿意到医院检查,这会导致错失治疗的最佳窗口期。

**③ 脑出血的防范**

脑出血前期征兆少,发生的年龄范围也大,发生的进程凶险,即使生命得到挽救,一般都有一定程度的后遗症。

**放血预防法**:脑出血发生前,耳尖内侧的血管会比平常粗,看上去有暴起的样子,如能及时发现此征兆,用取血针在耳尖上扎一个点,取不少于三滴血,即可大大降低即将发生脑出血的风险,为及时就医赢得宝贵时间。(要素:一是家中常备一支取血针以备不时之需;二是过于劳累时及时检查耳尖内侧的血管;三是发现预兆,及时处置后就医。如果没有取血针,也可以用拇指和食指用力掐耳尖同时向上提拉的方法使大脑血压下降,缓解当前风险。)

**穴位按压预防法**:按摩风池穴、天柱穴、风翳穴和足三里,每个穴位按压

3～5 分钟，也能够缓解脑出血风险。

脑出血在日常生活中的预防：**一是休息好**。休息充分可以很好地预防脑出血，尤其是不能连续熬夜（连续熬夜，得不到休息会使脑出血风险骤升，如果长期没有休息好，遇到需要连续长时间工作时，发生脑出血的可能性更高，因此要更加注意休息）。**二是多喝水**。要维持体内有充足的水液，使血液保持正常的血黏度。平时要养成多饮水的习惯，特别是晚上临睡前、早晨起床时，饮 1～2 杯温开水。喝水过少，血黏度升高，不仅是脑出血的诱因，可能还会引发其他急性病变，如消化系统出血。**三是情绪要平稳**。人在激动的时候会加速分泌肾上腺素等应急激素，血压升高，身体进入"战斗"状态，可是并没有真正的体力战斗，而给"战斗"准备的激素却没有被消耗掉，这是诱发脑出血的因素。有高血压的朋友要学会对工作生活的淡然，看淡工作生活并不是消极对付，而是要认真生活积极工作，不要太在意外人的评价，遇事能保持冷静，能理性对待工作和生活中不顺心的事。能保持这样的心理状态，情绪就不会起伏，血压就不会跟着起伏。**四是保持大便通畅**。便秘时拉大便需要用力、短暂屏住呼吸，这些动作会在短时间内升高血压，这对于可能在脑出血边缘的人来说是一种非常危险的情形。因此，工作生活中要注意适当运动，多吃蔬菜、水果，多喝水，适当喝蜂蜜，避免出现便秘等情况。对于有高血压的老年人，如果确实遇到便秘的问题，可以临时使用开塞露等方法来解决问题。**五是起夜动作慢悠悠**。尤其是对于老年人，其泌尿系统功能退化，白天可能会有尿频的问题，夜间起夜频率也可能会比较频繁。起夜动作过快，会造成血压波动较大，因此起夜时，先在床上轻微的活动一下身子，比如摸摸肚子，然后再起床。这个好习惯可以降低起夜跌倒的风险，也可降低脑出血的风险。

中风一旦发生，无论是脑出血还是脑梗，都必须尽快送医。

## （三）糖尿病的防范

### ① 糖尿病的类型

糖尿病有Ⅰ、Ⅱ型。Ⅰ型糖尿病病因是胰岛 B 细胞丧失功能（胰岛 B 细胞是胰岛细胞的一种，属内分泌细胞，约占胰岛细胞总数的 70%，主要位于胰岛中央部，分泌胰岛素），胰岛素绝对缺乏导致，绝大多数是自身免疫性疾病；Ⅱ型糖尿病病因是以胰岛素抵抗为主，伴胰岛素分泌不足，或胰岛素分泌不足伴胰岛素抵抗。

Ⅰ型糖尿病和Ⅱ型糖尿病的日常治疗也是有区别的，Ⅰ型糖尿病只有注射胰岛素才可控制高血糖，稳定病情，口服降糖药效果不显著。Ⅱ型糖尿病通过合理的饮食控制和适当的口服降糖药治疗，适当加强运动，便可获得一定的效果。

**❷ Ⅰ型糖尿病的防范**

Ⅰ型糖尿病的防范要讲得很远，主要是母亲的工作。开端是怀孕前要做的孕前准备，调理身体，吃得健康，休息得好。怀孕后要控制饮食，控制饮食不是要少吃，而是要吃得健康，饮食量适度，锻炼适度，以适应自身身体的需要和胎儿发育的要求。孕妇饮食失控，导致新生儿体重过重，容易造成新生儿罹患先天糖尿病。在育儿阶段，要控制好儿童的饮食、适度运动、日照时间达标，避免出现体重超标。

**❸ Ⅱ型糖尿病的防范**

对于Ⅱ型糖尿病的防范，人的自我管理能力特别重要。**一是经常运动。**运动对于Ⅱ型糖尿病的预防至关重要，每天保持一定强度的体能锻炼，例如，成年人坚持每天步行一万步，可以使胰岛功能保持正常。**二是控制体重。**通过运动和饮食来实现对体重的控制，特别要关注腹部脂肪，因为腹部减肥能大大提高糖耐量。**三是睡眠充足。**经常睡眠不足 6 小时者，糖尿病的患病风险翻倍。耶鲁大学的克莱尔·亚基发现，如果睡眠过少，神经系统会处于紧张状态，影响胰岛素分泌。因此，除了尽量不熬夜，还应注意睡前别喝咖啡或茶，避免长时间看电视等。**四是每天有放松的时间。**紧张的工作、生活会让人处于应激状态。"在应激状态下，人的身体处于战斗模式，血糖水平升高，随时准备行动。"杜克大学医学心理学主任理查德·瑟维特说，这会促使体内细胞出现胰岛素抵抗，血液中的葡萄糖无处可去，便会出现长时间的高血糖。紧张之后有放松的时间，就可以调整身体状态，使血糖进行正常调整。**五是控制血压**，高血压与糖尿病病情发展密切相关，是正相关关系。糖尿病患者中罹患高血压的比例较高，还与肾功能关联，因此要注意高血压的防治。

### ④ Ⅱ型糖尿病的自我治疗

如果血糖超出标准，戴上帽子了，也不必紧张，上面的防范措施依旧须坚持。随着对Ⅱ型糖尿病认识的加深，一些简便、有效的治疗措施也开发出来了。原北京中医药大学附属东直门医院推拿按摩科主任、教授臧福科长期研究推拿按摩治疗糖尿病，提出了糖尿病的自我治疗方法，有两招：

**第一招：抓肉、摩腹。**

抓全身丰厚的肌肉（抓肉和按摩相似，但有差别。抓肉是不需要取穴的，用力抓就是。按摩是在穴位及其周边按摩）。肌肉丰厚消耗的糖多，但是肌肉不会转化血糖，必须转化成肌糖才能起作用。肌肉上有胰岛素受体，糖尿病患者胰岛素受体不起作用了。通过抓拿把它激活了。在胰岛素的作用下，大量的血糖转化成肌糖，储存到肌肉里面了。抓丰厚肌肉的原理就是储存血糖，使血液中的血糖降低。

摩腹。通过摩腹让肠系膜的中小动脉充血。人的特点是毛细血管内糖代谢最旺盛，消耗大量的血糖，就使血糖下降了。这招的原理就是燃烧。（肠系膜是悬吊固定肠管的护膜的一部分。通往肠的血管，神经多数分布于其上。）

一天一次，10次一个疗程。一般经过一个疗程治疗，就能出现一定的效果。

**第二招：穴位按摩。**

胰脏出了问题，可以通过皮部按摩治疗。用手从左梁门慢慢蹭着皮肤往右沿中脘移动，移动到右梁门。就是从胰尾慢慢蹭，慢慢移动，从左移到右算一遍，蹭5遍。

敲胰脏也是一种方法。手指点敲左梁门七下，中脘七下，右梁门七下，这是一遍。敲5遍。

长期坚持有奇效。以上糖尿病治疗方法是臧福科教授在北京电视台做《养生堂》节目时介绍的方法，值得一试。

## （四）高血压的防范

测量血压时，当收缩压超过 140 mmHg，舒张压高于 90 mmHg 时称为高血压。高血压本身不是病，但是高血压会使身体处于危险状态，因此防范高血压有积极意义。

### ① 控制盐的摄入量

控制盐的摄入量对预防高血压极有意义。如果是脑力劳动者，每天盐的摄入量不要超过 6 克，重体力劳动者每天盐的摄入量不要超过 12 克。要注意隐形盐的摄入，比如咸菜、腊肉、笋干、腌渍的海鲜等含盐量高，味道鲜美，在吃这类菜时要注意其中的高盐量。多吃含钾高的食物（玉米、土豆、红薯等），多吃蔬菜、水果，有利于排出体内的盐。

### ② 加强体能锻炼

加强体能锻炼能加速代谢过程，也会使血压趋于正常，一是加速排出盐分。在运动过程中消耗大量能量的同时，也会排出汗液，汗液往往带有一定浓度的盐分。有时穿深色衣服运动，可以看到深色衣服上满是白色汗迹，这些汗渍都是盐分。通过运动出汗，排盐效果好。二是增强血管弹性。运动过程中心脏搏动加速，输血量增加，血压也有一定幅度的上升，经常性的运动，心脏和血管都得到了反复锻炼，有助于血管保持弹性。三是消耗体内脂肪。运动消耗能量，刚开始是消耗存贮的血糖，运动持续一定的时间就开始消耗积累的脂肪，中等强度的有氧运动消耗脂肪效果显著。四是有助于稳定内分泌。运动能有效缓解办公室紧张，放松心情，使体内激素实现平衡，促进内分泌稳定。运动带来的这些益处都有助于稳定血压。

### ③ 控制体重

肥胖对血压的影响是多方面的。一是脂肪含有量过高，没有通过体力劳动、体能锻炼及时消耗过，会造成体重超标。同时过多的脂肪对内分泌也会产生负面的影响，比如出现胰岛抵抗，血糖升高，加速动脉硬化，是血压升高的一个重要因素。二是体重超标会直接使心脏负荷增加，导致高血压。要合理控制体重，注意摄入能量与体力消耗的平衡，注意饮食多样性的平衡。另外要注意祛湿，肥胖往往脾湿或痰湿，祛湿有利于控制体重。内分泌失调造成的体重超标，想要仅通过增加体能消耗控制体重是比较困难的，内分泌失调需要运动、饮食、心理包括药物等多方面的调节才能取得效果。

## （五）颈椎病和五十肩的防范

年龄过了 40 岁的办公室白领，一般都有颈椎的问题，在医院体检时，医生会指出，你的颈椎出现了退行性改变。这时人们普遍的还都没有什么不适症状。再过十年左右，没有什么工作和生活习惯的改变，颈椎病可能会严重到迫不得已去看医生。

但是如果你的坐姿很标准，脖子上的肌肉在 40 岁的时候应该还没有出现劳损，退行性改变出现的时间可以推后 10 年。如果你的脖子保暖工作一直做得很好，那么退行性改变出现的时间可以再推后 10 年。到 60 岁时，岁月不饶人，退行性改变一般都会出现。

但是如果有坚持做脖子保健操的，退行性改变出现的时间可以再推后 10 年。

五十肩是到了 50 岁左右出现了肩周炎，肩膀疼痛、手臂上举困难。脖子和肩膀连在一起，虽然脖子保健操对改善肩周炎有效果，但保护的方式还是有所不同的。五十肩的防范首要的是防寒，五十肩出现的主要原因是肩膀长期受寒凉侵袭，肩膀局部肌肉运动不足。采取的对策就是加强保暖，例如在冬天晚上睡觉穿护肩，在夏天的空调里肩膀不外露，确保肩膀不受寒。经常做手臂上举的运动和肩膀回旋的运动，使肩膀的肌肉得到适当的锻炼，保持肌肉力量和弹性。

如果已得颈椎病和肩周炎的，可以采用后面会讲到的艾灸和拔真空罐的方法调治。

## （六）痔疮的防范

痔疮是常见的肛肠疾病，在人群中可见率极高，年龄越大，得痔疮的可能性越大。痔疮包括内痔、外痔、混合痔。如果生活习惯不好,男女都有可能得痔疮。得了痔疮虽然不要命,但对工作和生活都会造成不方便,因此痔疮的防范很有意义。如果痔疮比较严重,或出现肛漏,必须去医院诊治。要学会与痔疮共处,不让它影响工作和生活,保持在能承受的状态,因此要学一些预防和应对措施。

**❶ 坚决做到辛辣忌口**

少吃、不吃辛辣食物。吃辛辣刺激性食物一般都会造成湿热下注,肛周充血,已患有痔疮的人充血会比较严重一点。因此,建议已犯痔疮的人对辛辣食物坚决忌口。对于做过痔疮手术的人,即使经检查已没有痔疮了,也要对辛辣食物忌口。辛辣刺激性食物主要是指辣椒及其制品,芥末、胡椒等刺激性的调料也属于此类。

油腻的、煎炸的、熏烤的一些重口味的食物要尽量少吃。

酒也要尽量少喝,尤其是烈性酒。

无论对于预防痔疮还是防止痔疮恶化,忌口都很重要。尤其是已犯过痔疮的人,一定要坚决忌口辛辣刺激性食物。如果意志不坚决,无法做到忌口,你贪的那口辛辣将会让你很快就回到为痔疮烦恼的时代。

**❷ 防止便秘**

保持大便通畅是防范痔疮的一个关键。大肠活跃的时间是早上5点到7点之间,在大肠活跃时间排便困难会小些,养成在这个时间点排便的习惯有助于预防便秘。早晨大便是保持大便通畅的重要措施,更是预防痔疮的措施。防止便秘还有一些很好的对策:一是多吃粗粮。大便通畅的前提是大便软硬适度,不是太干涩,当然也不能溏稀。全麦面做的面食,玉米面做的点心,红豆粉、绿豆粉加面粉做的点心,都是好消化又营养的食物,并且由于高含可溶性纤维素,对软化大便很有好处。二是按摩肚子。顺时针按摩肚子也是促进排便的有效方法。按摩的时间不论,早上起床前最适宜,可以促进早晨排便。按摩时掌边用力向内压,这样可以触动大肠,推动大肠内容移动。三是坚持运动。每天有两小时左右的运动时间,可以促进肠的蠕动,同时促进局部的血液循环,运动对于长时间坐在办公桌前的白领尤其有意义。四是便后冲洗。每次便后用温水清洗肛门局部,保持肛门洁净。保持肛门洁净可以避免肛周局部充血,也是预防痔疮的有效措施。

### ❸ 痔疮的穴位按摩治疗

痔疮是一个顽疾,如果意志力比较坚强并对中医穴位按摩治疗效有信心,则可以采用穴位按摩疗法。在人的身体上有两个对痔疮敏感并且比较方便取穴和按摩的穴位,一是孔最穴。孔最穴是太阴肺经上的腧穴,位于前臂内拇指侧,从腕横纹处向肘弯方向七寸。主治:咳嗽吐血、头痛、咽痛、失音、肘臂厥痛、手指不能屈伸、热病汗不出、痔痛。可以采用大拇指按揉的方法按摩孔最穴,以孔最穴为中心向周边扩展按揉范围,其他四个手指放在前臂外侧以使大拇指能用上力。孔最穴是按摩治疗痔疮的经典穴位,常按此处可以缓解痔疮。二是商丘穴。商丘穴是足太阴脾经上的穴位,位置在内踝前下方凹陷中,舟状骨结节与内踝尖连线的中点处。主治:腹胀、肠鸣、腹泻、便秘、消化不良、足踝痛、神经性呕吐、急慢性胃炎、肠炎、痔疮便血等。按摩时可以将一只脚盘到另一条腿上,手指就可以方便地在商丘穴上按压。一般一次按压 3~5 分钟,坐着休息时就可以按压此穴。

还有几个穴位可以作为治疗痔疮的配穴。

承山穴在足太阳膀胱经上,位于人体的小腿后面正中,在委中穴与昆仑穴之间,当伸直小腿或足跟上提时,腓肠肌肌腹下出现的尖角凹陷处即是。为腿部转筋,是肛门疾患的常用效穴。承山穴一方面是全身承受压力最多,是筋、骨、肉的集结之处,另一方面又是人体阳气最盛的经脉的枢纽。通过按压承山穴,振奋太阳膀胱经的阳气,能帮助人体加快排出湿气。按揉承山穴一段时间后,身体的湿邪向外散逸,人会感觉微微发热。承山穴的按摩可以坐姿,腿微向前伸,用按摩棒或水笔的平头端按压。如果有他人帮助按摩,效果更好。

秩边穴位于足太阳膀胱经,在臀部第 4 骶后孔,骶正中崤旁开 3 寸。主治腰骶痛、下肢痿痹、小便不利、便秘、痔疮等。秩边穴的按摩最好由他人帮助,自己按摩很难用上力。

支沟穴属手少阳三焦经,位于前臂背侧腕横纹上三寸。按压此穴可缓解便秘,对于防止痔疮出血有效。

组合孔最穴、商丘穴、承山穴、秩边穴和支沟穴的按摩,结合忌口辛辣油腻,长期坚持可以有效缓解痔疮症状。

### ④ 痔疮的经结按摩治疗

对于年长的人,肛门肌肉"过劳"是普遍现象,痔疮不仅是病理性肛垫肥大,在出现痔疮时,肛门周边肌肉的筋也出现了经结。痔疮患者用手指按压肛门周边肌肉,可以感觉到有以肛门为中心的放射状条索,感觉是一根一根的细线。这些放射状条索就是经结。

肛门肌肉比较特殊,要保证大便不漏出,肛门肌肉必须始终保持紧张状态。如果生活习惯不好,长久保持紧张的肛门肌肉会因"过劳"而产生经结。肛门肌肉经结肿胀到一定程度,就会出现直肠末端黏膜下和肛管皮肤下静脉丛发生扩张和屈曲形成的柔软静脉团,严重的会有出血,还可能出现在经结处溃烂的现象—肛漏。出现痔疮出血和肛漏时要及时就医、用药,使症状减轻。

在痔疮不出血时可以配合穴位按摩,耐心按压推拿放射状经结,使这些经结逐渐变细、变软,直至消失。经结按摩后一般都会有肛门缩小的感觉,这是肿胀消退的结果,当然症状也会缓解。坚持按摩一段时间,原来那些细线条再也摸不到时,痔疮症状也会基本消失。每次在洗澡或在便后冲洗屁股时对肛周肌肉按压 3～5 分钟左右,坚持就能获得效果,这是痔疮治疗见效比较快的保守疗方法。

## （七）感冒的防范和应对

感冒因病毒而起。虽然现代生物技术水平已经能快速、清晰地辨识病毒,能生产疫苗,但是要消灭感冒目前还不具备这个能力。感冒与人类伴随,与生命伴生。虽然人类摆脱不了感冒,但我们能在感冒防范上做一些事情,主要有两个方面的内容,一个是降低感冒发生频率,一个是降低感冒带来的并发症危害。

受感冒威胁最大的是婴幼儿和老年人。婴幼儿由于来到新世界,除接种疫苗产生的抗体外,他的免疫对象几乎是空白的,即使接种高阶感冒疫苗,也有很多潜伏在他附近的无法识别的感冒病毒,他对这种种感冒病毒没有免疫力,在往后的岁月里他遇到一种就会感染一种,而且每种感冒病毒的初次感染,都会给小朋友带来严重的症状,甚至威胁生命。在小朋友进托儿所和幼儿园的时候,会表现为频繁感冒,并发症会比较严重,尤其要注意的是无菌高烧和并发的肺炎。对老年人来讲,由于身体淤湿较重,因此感冒之后并发症也会比较严重,可能会危及生命(感冒的并发症是导致老年人病情恶化的重要原因)。

### ❶ 认识感冒

感冒是由感冒病毒侵入体内引起的上呼吸道疾病。感冒病毒主要有鼻病毒(rhinovirus)、冠状病毒(coronavirus)和腺病毒(adenovirus),以及可以传染给人,但不会在人与人之间传播的禽流感($H_1N_1$、$H_5N_1$ 等)。

鼻病毒,顾名思义是藏在鼻子里的病毒。鼻病毒分类上属小 RNA 病毒科,是一类无包膜、正二十面体衣壳 RNA 病毒家族。现已发现有 144 个血清型,新型的鼻病毒还在不断地被发现,鼻病毒是普通感冒最重要的病原体,约有 50% 的上呼吸道感染是由该病毒引起。

成人如果自身身体健康,免疫力比较强,感染鼻病毒后症状会比较轻微,身体状况比较差的可能会引起上呼吸道感染;婴幼儿和慢性呼吸道疾病患者感染鼻病毒,除上呼吸道感染外,还可能引起支气管炎和支气管肺炎。病毒主要通过接触和飞沫传播,经鼻、口、眼黏膜进入体内,在鼻咽腔内增殖。潜伏期 1～2 天,临床症状有流涕、鼻塞、喷嚏、头痛、咽痛和咳嗽等,体温升高不显著。该病毒引起的感冒属自限性疾病,一般 7 天左右自愈。

鼻病毒感染后可产生局部抗体,对同型病毒有免疫力,但持续时间短,因此,这类感冒会反复发生,对年轻人打疫苗意义不大。

感染鼻病毒有一个重要特征,就是鼻涕增多。鼻病毒感染后,在类胆碱神经的调控下,鼻腔腺体分泌增加,导致鼻溢液增多,这一症状在鼻病毒感染的后期表现得尤其明显。

鼻病毒毒性不是很强,感染后并发症不严重,只要多喝水、注意保暖、注意休息就可以了。

冠状病毒也是 RNA 病毒。最早发现于 1931 年,从普通感冒患者鼻洗液中分离并培养出冠状病毒。冠状病毒家族至少有 15 种,只感染脊椎动物,主要是鸟类和哺乳类动物。人非常容易被感染,发病率很高,可以引起人和动物的呼吸道、消化道和神经系统疾病。人类易感冠状病毒目前已发现有7种。

　　冠状病毒感染后并发症一般都比较严重,39℃以上的高热、浑身酸痛,后期呼吸困难是冠状病毒感染后的一个重要特征。冠状病毒感染后可能还会有其他并发症—腹泻、呕吐等。冠状病毒感染一般多发于冬春二季。

　　感染冠状病毒,由于症状严重,到医院就诊是难免的,如明确感染了冠状病毒建议选择吃抗病毒中成药,服用中药的抗病毒方剂,可以有效降低并发症的严重程度。

　　腺病毒也是 RNA 病毒,腺病毒有 100 多种,目前已知有 52 种腺病毒可以感染人类,感染后一般会出现呼吸道感染,出现口干、嗓子疼、嗓子哑和发烧等症状,除此之外,也会导致呼吸困难、腹泻,或者是身体乏力。腺病毒感染的一个重要特征是眼部不适,眼部分泌物增多。人感染一次腺病毒就会对腺病毒和其他同族腺病毒产生持久免疫力。也因此现代医学在尝试用腺病毒作载体,嫁接其他危险病毒、但毒性不高的特征基因,生产活动性疫苗,以对抗高危传染病。

　　禽流感也是 RNA 病毒,人很少感染禽流感,一般是禽类感染禽流感后传染给与之接触的人。目前还未发现禽流感病毒有持续人与人之间传染的能力,但人感染后至死率较高。一般城市在禽流感流行季节都会关闭活禽交易。在野外活动要尽量避免直接接触禽鸟。历史上有一个著名的例外案例,1918 年的西班牙感冒大流行,估计超过 5 亿人感染了此病毒,造成了大约5 000 万人死亡,后来的研究发现,造成西班牙感冒大流行是 $H_1N_1$ 病毒。

　　肺炎支原体感染不仅会出现肺部炎症,还会出现发热、咳嗽,与感冒症状极为相似。明确感染肺炎支原体可用抗生素治疗(大环内酯类抗生素有特效)。

　　❷ **及时看医生**

　　感冒本身就很复杂,不同的病毒感染对身体健康的损害不同,同时感冒的并发症往往发展速度很快,尤其是儿童、老人,感冒后一定要及时就医。

　　在西医医院,医生为方便处方用药,一般将感冒分为病毒性感冒和细菌性感冒。到医院就医自述后,医生一般都是先让验血,如果血象中白细胞高,中性粒细胞增高,判断为细菌性感冒。淋巴细胞或单核细胞增高,判断为病毒性的感染。分类为细菌性或病毒性感冒后,医生给患者的用药完全不同。如果是细菌性感染,只要选准抗生素,治疗效果就会很好。如果是病毒性感染,目前还没有特效药,可以服用吗啉胍、板蓝根冲剂、感冒清瘟胶囊、金银花等抗病毒药物以减轻症状。病毒性感冒很容易转变为细菌性感冒,例如急性呼吸道炎症。此时白细胞高,中性粒细胞也是增高的。因此,进入并发症阶段,打抗生素、挂盐水是难免的。

在中医看来,感冒分风寒感冒和风热感冒,根据不同类型的感冒可以选择不同类型的中成药或处方用药。

风寒感冒是风寒之邪外袭、肺气失宣所致。症状为发热、恶寒、无汗、头痛身痛、鼻塞流清涕、咳嗽吐稀白痰、口不渴或渴喜热饮、舌苔薄白。

风热感冒是风热之邪犯表、肺气失和所致。症状表现为发热重、微恶风、头胀痛、有汗、咽喉红肿疼痛、咳嗽、痰黏或黄、鼻塞黄涕、口渴喜饮、舌尖边红、舌苔薄白微黄。

风寒感冒治法以辛温解表药为主。常选用麻黄、荆芥、防风、苏叶等解表散寒药。代表方剂为《葱豉汤》《荆防败毒散》。

风热感冒以辛凉解表为主。常选用菊花、薄荷、桑叶等。代表方剂为《银翘散》《桑菊饮》。服中成药可选用银翘解毒丸(片)、羚翘解毒丸、桑菊感冒片、板蓝根冲剂等。如发热较重、咽喉肿痛明显,可以配服双黄连口服液(冲剂)、清热解毒口服液。这些药具有较好的清热解毒作用。患风热感冒要多饮水、饮食宜清淡,可以喝萝卜汤或梨汤。

### ❸ 降低感冒并发症的方法

感冒本身的危害并不大,如果没有并发症,一般7天左右就痊愈了。感冒的危害主要是并发症带来的,因此得了感冒后,要立即采取措施,降低并发症带来的危害和不适。

### A 及时服用中药

感冒治愈的过程是通过激发自身免疫系统,释放阻止病毒繁殖的蛋白因子,从而消灭病毒。目前没有有效的西药,可以提高人的自身免疫力,也没有特效的杀灭病毒的药物。但是一些中药有提高患者自身免疫力,消灭病毒的作用。有的中药还可以有效缓解病毒感染造成的并发症和不适感。及时服用抗病毒中药可以降低或减少感冒并发症，尤其是降低老年人和婴幼儿感染并发症的风险。

### B 揪痧推拿治感冒

中医治疗感冒有一些绿色疗法，其中刮痧用于治疗感冒有悠久的历史。在民间，在缺医少药的年代，无论农村还是城市几乎家家会用刮痧治感冒。中医不仅可以有效治疗感冒，还能防止并发症的发生。如果是风热感冒先刮痧，主要刮拭督脉、膀胱经，如果还伴随鼻塞，还可以把手上肺经、大肠经都刮痧，最后留罐：大椎、风门、肺俞、中府、阿是穴。

在江南农村，还有揪痧治疗感冒的方法，头痛揪眉心和脖子，头不痛只揪脖子。把脖子一圈揪紫了，感冒很快就好。

揪痧对小孩感冒也很有效，感冒时皮肤对揪痧特别敏感，很痛，大人能忍，但小孩子在揪痧的时候会因为痛而哭得很厉害，别人看到、听到会觉得很过分。揪痧除了难看，其疗效是很好的，还没有什么不良反应。本人小时候感冒，都是父母给我脖子上揪痧治疗的，恢复速度极快，感冒的不适感消退也很快。

如果是风寒感冒的话，除上述的刮痧和揪痧以外，还可以做艾灸，艾灸整个背部膀胱经，重点艾灸大椎穴。

对于小孩，推拿也很有效。不论感冒种类，发烧、咳嗽均可用。推天河水，平肝清肺，退六腑，开天门，推坎宫，倒捏脊等（如何运用请推拿科医生指导）。但是中医推拿降温要持续进行，推天河水，退六腑，平肝清肺，开天门，推坎宫，倒捏脊做过一套之后，大约3～4小时后体温还会升高到原来的高点，甚至更高（感冒进程的原因，不是推拿的原因）。因此3～4小时后还需要再做一套，间断性持续推拿一般要持续24～36小时，体温才恢复正常并稳定下来。

用中医推拿的方法退热，一定要加强监测。中医推拿降温中间可能会疏忽下一次的及时推拿，又忘记监测温度，小孩可能会因高温而出现惊厥。此时送医院急救的话，路上时间太长，小朋友会经历长时间的痛苦，并可能损害神经系统。

对于小孩惊厥，中医也有很好的急救方法。小孩出现惊厥时，肚子上的经络会张紧，此时大人用手指竖起左右拨动按摩小孩肚子，把所有张紧的筋拨软了,小孩就脱离惊厥了。脱离惊厥后,要继续拨动按摩约 20 分钟,惊厥消失一定不要马上停下来,直到超过 20 分钟。发现及时,施救及时不会有后遗症。为避免指甲划破稚嫩的皮肤,可以在小孩的肚皮上垫一层薄衣服。

**C 加强营养多喝水**

感冒时一般体温都会升高,这时人的代谢会加快,一方面消耗加快,另外需要排出的废物也增加,因此要多喝水。尽量喝温白开,少喝各类饮品。如果明确感冒类型,比如是风寒感冒,可以适当喝一些姜茶等饮品;如果是风热感冒,可以喝一些菊花茶、金银花茶等饮品。

### ❹ 流感防范的技术措施

病毒性感冒很容易引起急性呼吸道传染病,因此进入并发症阶段打抗生素、挂盐水是难免的。但是,抗生素对人的体质有伤害,特别是婴幼儿和儿童,由于身体各个器官发育不成熟,一些对成人可能不会造成明显损害的抗生素,往往对于婴幼儿和儿童会造成严重的健康损害。喹诺酮类药物如环丙沙星等对儿童软骨有潜在损害;氯霉素则可导致骨髓抑制引发血液病和灰婴综合征;一些氨基糖苷类抗生素,如新霉素、庆大霉素、链霉素、卡那霉素等容易造成孩子的耳聋和肾脏损害;一些非氨基糖苷类抗生素,如氯霉素、红霉素等也可以引起药物性耳聋。因此,采取一些技术措施,阻止感冒传播、注射疫苗等对老年人,尤其是婴幼儿特别有意义。

**A 注射流感疫苗**

在预计的流感季节到来前,注射流感疫苗对老年人和婴幼儿是一种很好的保护措施。注射流感疫苗是一种伏击战术,打了三阶、四阶或更高阶的流感疫苗,在抗体的有效期内可以防止这几类感冒。如被新型感冒病毒侵袭,则依然会得病。由于抗体作用时间一般都不长,到第二年的冬春前还需要再次注射流感疫苗。

**B 注射肺炎疫苗**

因为感冒病毒种类多,因此注射流感疫苗并不能完全防止感冒。肺炎是常见的比较严重的感冒并发症,肺炎对于小孩子和老年人威胁大。由于婴幼儿学前自身感冒经历少,上幼儿园、小学后暴露机会大增,感冒频率骤升。注射肺炎疫苗后,感冒后并发肺炎的发生率极大下降。由于老年人也是感冒后易并发肺炎的人群,因此打疫苗可以得到很好的保护。

**C 在人多的公共场所戴口罩**

春冬季节是流感流行季。由于环境温度较低,感冒病毒离开宿主后存活的时间延长很多,为感冒病毒的传播提供了更高的概率。因此,天气转冷之后,感冒发病率提高。感冒病毒的传播途径主要是接触传播和飞沫传播。接触传播可以通过勤洗手解决。飞沫主要是在人说话的时候产生,呼吸也会产生少量飞沫。戴口罩可以阻截自己产生的飞沫,也可以阻截自己吸入他人产生的飞沫。春冬季节在人多的公共场所戴口罩可以很好地预防感冒。

口罩要规范佩戴,注意呼吸的密封性,口罩要贴合口鼻周围,确保呼吸的空气是经过口罩滤布过滤的。口罩戴得不密封,等同于呼吸暴露,就无法阻截病毒的传播。戴医用外科口罩的密封问题主要出现在鼻梁附近,戴口罩时注意用手指压一下口罩上内嵌的金属条,使口罩与皮肤贴合。

**D 加强体能锻炼**

加强身体锻炼可以提高免疫力,降低感冒发生率。长期坚持身体锻炼,能使身体对气温变化不是很敏感。即使感冒了,由于身体比较强壮,能降低感冒时的不适症。不少长期坚持锻炼的人,在感染感冒病毒时自己没有什么感觉,症状轻微。因此要自觉加强体能锻炼,提高抵御感冒的能力。

**❺ 感冒中痰阻的应对**

感冒并发症很多,比较常见的有中耳炎、鼻窦炎。感冒并发症也可能会有下呼吸道感染、支气管、肺炎、支气管肺炎等,少数可能会出现肾炎、病毒性肌炎,还可能会伴有痰阻。出现痰阻时,医生往往判断为炎症,医嘱多为要求打抗生素。临床实践证明,痰阻并非由炎症引发,抗生素治疗没有效果,而且痰阻对老年人比较致命。痰阻的表现是痰吐不出来,呼吸困难。西医对痰阻没有有效的应对方法,一般是使用呼吸机缓解呼吸窘迫。中医有比较简单的方法,具体方法是按摩天突穴、列缺穴、照海穴和丰隆穴。其中丰隆穴的按摩效果比较好,按摩需要用按摩棒按压。对于成年人,丰隆穴按摩范围是以丰隆穴为中心的面积大约10平方厘米的一个区域。

## （八）防止中暑（日射病）

中暑是人长时间在高温环境中，由于水分补充不足、电解质失衡而发生体温调节中枢功能障碍或汗腺功能衰竭，表现为乏力、大汗、口渴、头痛、头晕、眼花、耳鸣、恶心、胸闷等症状。轻症中暑主要表现为面色潮红、皮肤灼热，体温升高至 38℃ 以上，可伴有恶心、呕吐、面色苍白、脉搏加快、血压下降、皮肤湿冷等；重症中暑除轻度中暑表现外，包括热痉挛、腹痛、高热昏厥、昏迷、虚脱或休克，严重可引起死亡。

预防中暑最好的方法就是及时补充含盐水份、到阴凉处躲避高温。在高温环境中，尤其是在高温环境中体力劳动，人体会大量出汗，同时随汗液排出大量盐分。及时补充含盐水分（含盐 0.9％ 的饮用水），可以避免人体电解电解质失衡而发生体温调节中枢功能障碍或汗腺功能衰竭。把中暑的人转移到阴凉处可以降低出汗强度、降低失盐速度、降低体温调节负荷，缓解中暑症状。及时服用人丹、藿香正气丸（水）、十滴水等防暑药物，可以有效减轻中暑症状。

传统中成药中的人丹、藿香正气丸（水）、十滴水等，是经过长期验证非常有效的防暑药物。在酷暑季节外出时，建议随身携带这些防暑药物。

在酷暑季节外出，无论是旅游还是劳动，除了多喝水、带足水外，考虑到出汗排盐的情况，在饮食中可以适当增加食盐的量。

# 十一、自我保健

　　年轻时血气方刚，中年时体力下降了，年长了就感觉暮气沉沉了。血气盛才有好身体，血气盛会表现在身体柔软，爆发力强，脸色红润。血气不足了，身体各方面都显得不如前，白发可能会变多了，皮肤一定是变粗糙了，皮肤颜色暗了，腰腿也不灵活了，手有些僵硬了，这些都是身体衰退的迹象。要继续保持健康的状态，不生病、不生大病、不生恶性病，就要想办法提升血气。做好自我保健就是提升血气、降低衰老速度，延长老衰过程的一个极其重要的手段。

　　自我保健项目介绍三项，按摩、艾灸、拔火罐，这三种保健方法比较简单，可以自己做，忌讳不多，不需要很多专门知识、专门技巧，或可以在家人的帮助下完成。

## （一）按摩保健

　　按摩原本是专业治病方法，后来衍生为一种日常保健，按摩保健可以解决很多问题，一些不严重的不适可以自行解决，因而相信按摩保健的人越来越多。随着多媒体技术的发展，人们学习按摩保健的机会越来越多，条件越来越好，越来越方便，会自我按摩的人也越来越多。

### ❶ 按摩的原理

　　按摩是通过手法作用于人体的肌表，以调整人体的生理、病理状态，从而达到治病和保健的作用。其作用原理与各种手法有密切关系，依据经络学说,经络贯通于人体内外、上下联络脏腑,贯通九窍,是气血运行的途径,也是津液输布的网络。经络壅阻,人体气血不畅,阴阳失调,就会产生疲劳和病变。

中医认为按摩能推动气血运行,调理阴阳平衡,能够活血化瘀、强身壮骨、调整脏腑、扶正祛邪、增强人体抗病能力等。西医认为按摩不但可以调整内分泌、加强胃肠蠕动、剥离组织粘连、正骨复位等作用,而且具有调节大脑皮层、皮质功能,使大脑神经产生冲动,进而达到兴奋或抑制神经作用。大量科学研究实践证明,各种按摩手法是由各种动作产生的力在机体上引起的一系列反应,人体接受按摩以后,能使大小循环系统畅通,改善血液循环,加速人体各器官组织的新陈代谢,消除疲劳,解除病痛。对于长期卧床的患者,按摩可以达到一定的运动效果,避免长褥疮,减缓肌肉萎缩速度。

### ❷ 按摩的手法

按摩的手法主要有7种。

按法。用手指或指掌按压身体的一定部位,逐渐增加压力,以感到酸、麻、胀为度。按法配合揉法称"按揉",单纯用手指按压称"点按"。

摩法。用手掌在身体一定部位做环形回旋抚摩。

推法。用手指或手掌进行单方向的直线推动。

拿法。用拇指和其余四指作对应钳形,用力进行一紧一松的拿捏。

揉法。用手大鱼际或掌根在身体一定部位作轻柔的回旋揉动。

捏法。用手指把一定部位捏紧,又轻轻放松,连续交替进行。

拍法。用手掌平面朝身体某部位做有节奏的拍打。

按摩可以治疗疾病,保健效果也非常好。通常的保健按摩不需要像治疗疾病一样对特定的部位进行长时间的按摩,但要对一些重要部位经常进行按摩。自我按摩几乎没有部位的限制,不限于穴位区,反射区可以按摩,偶尔发现的痛点也可以按摩。

### ❸ 保健按摩的重点部位

(1)腕、踝、颈(俗称手脖、脚脖、颈脖)按摩

人体的腕、踝、颈三个部位称为三脖。中医经络学认为,腕踝颈部分别通行着手三阴经、手三阳经、足三阴经、足三阳经,合称十二经络,与人体诸阳经

相联系的督脉,与诸阴经相联系的任脉循行于颈部,联络各阳经的阳维脉、阳跷脉,联络各阴经的阴维脉、阴跷脉沟通着人体上下,三脖部位囊括了人体十二正经八奇中的十八条,而且三脖处穴位众多。中医认为,经络是运行全身气血、联系脏腑肢节、沟通上下内外、调节体内各部位的通路,通过经络系统的联系,使人体成为一个有机的整体。进行经络腧穴按摩,疏通经络,运气活血,调理阴阳,可达到无病健身,有病治病之目的。

三脖按摩区分别位于腕横纹上、内外踝上、第七颈椎上四横指宽的环形带。在三脖按摩区运用传统的推、拿、搓、揉等手法,由表及里,先轻后重进行自我按摩,日间随时可做,持之以恒,每区每次按摩 5～10 分钟,大多一个月即有保健效果。一般健身强体三脖都要按摩,治疗疾病则各有侧重:凡心、肺、大肠、小肠之病应重点按摩手脖,胃、胆、膀胱、脾、肾、肝之病以按摩脚脖为主,头、胸、腹和四肢之病则重点按摩脖子。

脚腕保健的方法:

① 转脚腕,转脚腕的方法是以脚尖为头画圆,转动脚腕,脚尖往下时绷紧脚尖,力用到最大,逆时针转三圈,再顺时针转三圈,反复做。

② 搓脚腕,用左手(右手)握住右脚(左脚)脚腕,手掌四指和大拇指用力握搓脚腕。

③ 艾灸脚腕,用艾灸温煦脚腕,重点是脚腕前部的筋和脚腕后部的筋。如果是治疗失眠和痔疮,则要将内踝附近的照海穴和商丘穴灸透(每次每穴位灸 5 分针左右,如用雷火灸,可适当减少时长,1～3 分钟即可)

④ 泡脚腕,在泡脚时,水桶中的热水多加一些,保证没过脚腕,使脚腕也得到浸泡。

手腕保健的方法主要搓手腕,用一只手握住另一只手腕,手掌四指和大拇指用力握搓手腕,搓至发热,然后换手。

脖子保健的方法:

① 转脖子,人坐正,向左朝后看,转到极限位,复正,向右朝后看,转到极限位,稍停,复正。反复做,左右各九次为一组。

② 拨脖子,这是脖子操中的动作,正拨脖子,人坐正,脸朝前,使脖子肌肉紧张,保持 3 秒后放松;侧拨脖子,人坐正,脸朝前,使脖子肌肉紧张,脖子肌肉紧张的同时脸转向右侧,保持 3 秒后放松,然后脸回正。脸朝前,使脖子

肌肉紧张,脖子肌肉紧张的同时脸朝向左侧,保持 3 秒后放松,然后脸回正。反复做 9 次为一组。

③ 搓脖子大筋,脖子后侧的左右两边各有一条大筋,用手的四个指头按住大筋,左右搓动,手指和皮肤之间没有相对运动,一侧搓一分钟,再换一侧,来回三次一组。

（2）头部按摩

长时间紧张的脑力劳动,会使人精神疲惫、头昏脑胀、记忆力下降、注意力分散而工作效率大大降低。这时进行一下头皮按摩,可以达到振奋精神,醒脑提神的效果。按摩头皮能刺激头皮的毛细血管,使之扩张,从而头部的血液循环旺盛,提高头部代谢水平,增加大脑组织养分供给。若经常按摩头皮,可使大脑皮层经络畅通,大脑得到更为充分的营养,使人精力旺盛,反应速度加快。大脑是人体的主宰,大脑功能正常,身体各器官才能正常运行,人体才会更健康。

头部有很多穴位,像百会、脑户、玉枕等,按摩这些穴位,既有保健作用,对许多疾病也有正向作用。按摩这些穴位,虽不像针灸那样强烈,但是按摩面积较大,防治神经衰弱、头痛、失眠、健忘等作用明显。头皮血液循环改善了,还有利于头发的生长,减缓头发脱落和变白。

头皮按摩方法简便易行,立位、坐位均可,将左右手五指分开,用指肚在头皮上轻轻按摩,先从前发际到后发际,轻推 30 次,再从双耳尖到巅顶轻推 30 次,最后用十指肚轻叩头皮各部位 5 分钟,每日早晚各一次,持之以恒就有显效。

（3）耳朵的按摩

中医认为:肾通耳,耳是"肾"的外部表现,"耳坚者肾坚,耳薄不坚者肾脆",耳郭较长,耳垂组织丰满,在一定程度上是肾气盛健的一种征象。耳不仅是一个听觉器官,也是人体的一个映射,它和全身经络及五脏六腑都存在着密切的联系,人体各器官组织在耳朵上都有对应的刺激点,一旦器官组织发生病变,耳朵上的某个特定部位,中医称之为"穴位",就会产生一定的变化和反应,因此当刺激某个耳穴时,就可以诊断和治疗体内相应部位的疾病。也因此通过按摩耳朵达到强身健体的目的,经常按摩耳朵,可以健肾壮腰,增强听觉,清脑醒神,延年益寿。耳朵按摩的方法很多,这里介绍几种。

拎耳屏：用食指、拇指提拉耳屏，自前内向后外提拉。手法由轻到重，牵拉的力量以不痛为限。熟练提拉之后，食指、拇指在提拉时可以适度滑动，增强按摩效果。每次3～5分钟。此法对头痛、头昏、神经衰弱、耳鸣等疾病有一定的疗效。

扫外耳：以双手把耳朵由后向前扫，这时会听到"嚓嚓"声。每次20下。为延长每次扫的长度，扫动时可将手掌跟朝前，指尖朝后。

拔双耳：两食指伸直，分别伸入两耳孔，旋转180度，反复3次后，立即拔出，耳中发"砰"的响声，一般拔9次。此法可增强听觉，并有安眠作用。

鸣天鼓：两掌分别紧贴于耳部，掌心将耳孔盖严，用拇指和小指固定，其余三指一起或分指交错叩击头后枕骨部，即脑户、风府、哑门穴，耳中"咚咚"鸣响如击鼓。该方法有提神醒脑、耳聪目明之功效，不仅可作为日常养生保健之法，而且对中老年人常见的耳鸣、眩晕、失眠、头痛、神经衰弱等症有一定的疗效。

摩耳轮：以食指贴耳郭内层，拇指贴耳郭外层，不分凹凸高低处，相对捏揉。此法不拘遍数，以耳部感到发热为好。耳轮处主要有颈椎、腰椎、胸椎、腰骶椎、肩、肘等部位的反应区。此法对阳痿、尿频、便秘、腰腿痛、颈椎病、心慌、胸闷、头痛、头昏等疾病也有疗效。

按耳窝：先按压外耳道开口边的凹陷处，此部位有心、肺、气管、三焦等穴，按压15～20下，直至此处明显的发热、发烫。然后，再按压上边凹陷处。此部位有脾、胃、肝、胆、大肠、小肠、肾、膀胱等穴，同样来回摩擦按压15～20次。

提耳尖：用拇、食指捏耳上部，先揉捏此处。然后再往上提揪，直至该处充血发热，每次15～20次。两侧可同时进行。此处的穴位有神门、盆腔、内外生殖器、足部、踝、膝、髋关节以及肝阳穴、风溪穴等。

拉耳垂：用拇、食指同时按摩耳垂，先将耳垂揉捏、搓热，然后再向下拉耳垂15～20次，使之发热发烫。耳垂处的穴位有头、额、眼、舌、牙、面颊等穴。

推耳后：用两手中指指面，分别置于两耳后，沿翳风、瘛脉、耳壳后、颅息上下来回各推擦20～30次，至局部皮肤发热。推耳后具有滋肾养肝脏、降低血压的作用。

养摩全耳：双手掌心摩擦发热后，向后按摩耳正面，再向前反折按摩背面,反复按摩 5~6 次。此法可疏通经络,对肾脏及全身脏器均有保健作用。

系统性的耳朵按摩还可以参考网络上的视频学习。

（4）肚子的按摩

人体腹部为"五脏六腑之宫城,阴阳气血之发源",经常按揉腹部对身体的好处很多,也是简便易行、效果显著的保健方法。

揉腹可增加腹肌和肠平滑肌的血流量,增加胃肠内壁肌肉的张力及淋巴系统功能,使胃肠等脏器的分泌功能活跃,从而加强对食物的消化、吸收和排泄,明显地改善大小肠的蠕动功能,有促排泄,防止和消除便秘的作用,这对老年人尤其好。

经常按揉腹部,使腹壁、肠道毛细血管畅通,加速修复肠道创面,有效预防肠道溃疡的发生。

睡觉前按揉腹部,有助于入睡。对于患有动脉硬化、高血压、脑血管疾病的患者,按揉腹部能平息肝火,使人心平气和,血脉流通,起到辅助治疗的良好作用。

按揉腹部,能降低血糖,效果和步行相同。

按揉腹部一般在入睡前和起床前进行,按揉腹部的具体手法有两种:

一是平摩法:排空小便,洗清双手,取仰卧位,双膝收屈,全身放松,左手按住腹部,手心对着肚脐,右手叠放在左手上(女性的手叠放位置相反)。先按顺时针方向绕脐揉腹 50 次,再逆时针方向按揉 50 次。按揉时,用力要适度,精力集中,呼吸自然。如果是为解决便秘,则只做顺时针方向绕脐揉腹。

二是推摩法:排空小便,洗清双手,取仰卧位,双膝收屈,全身放松,左手(或右手)竖起对着肚脐左边或右边用力向下压,并向左右拨动,各推拨 2 分钟,左手(或右手)竖起对着肚子左半侧或右半侧用力向下压,并向左右拨动,各推拨动 2 分钟。腹部按摩可以反复做。

（5）捏脊

捏脊是一种非常值得坚持的保健按摩,对成年人有帮助,对需要康复的人、孕妇有益,对小朋友尤其好。捏脊要用双手从长强穴推到大椎穴,天冷了会把冷风带进去,因此天冷了不太好坚持。解决的对策是把厚睡袍倒过来盖在被捏脊人的背上,推拿的人将手套进袖管,再伸进去捏脊,冷风就不会灌进去了。

捏脊保健是用双手拇指指腹和食指中节靠拇指的侧面在脊柱皮肤表面循序捏拿捻动的一种按摩的方法。以保健为目的的捏脊,一次做 10 分钟左右比较合适。人体背部的正中为督脉,督脉的两侧是足太阳膀胱经。督脉和膀胱经是人体抵御外邪的第一道防线。通过捏提等的机械刺激,可以刺激人体的自主神经干和神经节,提高机体免疫功能,双向地调节内脏活动,预防多种疾病。一般保健采用正向捏脊,就是从尾椎骨一直捏到大椎,这和经络水气运行方向一致,是为补法。正向捏脊能调动一身阳气,温肾健脾。倒捏脊用得很少,就是从大椎一直捏到尾椎骨,这和经络水气运行方向相反,是为泄法,保健不采用。捏脊也可用于检查身体,当捏到某一椎位感觉到特别疼痛,此是对应器官有病气的反应,除加强捏脊外,还应适当侧重相关器官的保健。

(6) 转眼睛

对于读书人,眼睛的保健自古就是一个问题。曾经眼睛保健的对象主要是学生,要求同学们有正确的读书姿势,做各种版本的眼保健操以保护视力。但现在是一个人人都有智能手机的时代,手机的视觉应用太多,以至于满大街、满车厢都是低头一族。因此,眼睛的保健需求变得非常重要而广泛。转眼睛不是一般的按摩,是内按摩。方法很简单,就是闭上眼睛,然后感觉从底下看起,往左上看,再往右上,再右下,完成一圈,连转九圈,再反过来转九圈。如此反复转。长期坚持转眼睛不仅可以预防近视,还可以预防老视,预防白内障,已经有老视和白内障的,此法有相当好的辅助疗效。

表 11－1　转眼睛的方法

| 逆时针转 | ☺ 1 | ☺ 2 | ☺ 3 | ☺ 4 |
|---|---|---|---|---|
| 顺时针转 | ☺ 1 | ☺ 2 | ☺ 3 | ☺ 4 |

(7) 足部的按摩

足部按摩是推拿科的一个重要分支。树老根先枯,人老腿先衰。足部的按摩也是一个保健的重点。

民间歌谣云,"春天洗脚,升阳固脱;夏天洗脚,暑湿可祛;秋天洗脚,肺润肠濡;冬天洗脚,丹田温灼",非常认可脚部保健效果。人的双脚是人体器官组织立体分布的缩影。当体内器官或腺体异常时,按摩足部对应的反射区时就会出现疼痛,有一种说法是有结晶沉积,每个痛点触觉反应不同,有些像沙子,呈颗粒感,有些只有肿胀的感觉。当按摩刺激脚底,自然也会加快排除沉积在组织周围的毒素和废物,达到恢复脏器功能的效果,促进内分泌平衡,减缓衰老进程。

足部按摩已被无数临床实践证实是行之有效的方法。足部按摩具有简便(器械要求简单)、省力(对特定部位的按摩范围小)、有效(按摩后见效快)的特点。早在《华佗秘籍》中就有足部按摩的系统介绍。

## (二) 艾灸

艾灸是点燃艾绒作用于人体穴位。艾灸是中医针灸中的"灸",是自古流传下来的治病养生方法,是中医的重要组成部分。艾灸有通经活络、行气活血、去湿逐寒、消肿散结、回阳救逆之效。艾灸有很好的补阳气的作用,禁忌较少,可以频繁使用。

制作艾绒的艾草须在端午节前后采收,以产自湖北蕲春县的艾绒为上品,称蕲艾。艾绒主要取自艾叶的叶脉,由于制取艾绒的过程中会去掉大量的非叶脉组织,制取的艾绒只有原料分量的十分之一或更少。一般达到10∶1(一斤艾叶抽取一两艾绒)就可以了,当然更讲究的可以达到100∶1。

新鲜艾绒含有较高的挥发油,施灸时容易烫起泡,故艾绒需要陈化后使用,一般放置3～5年即可。

艾绒易吸潮、长虫,艾条或艾绒要密封保存。

### ❶ 艾灸的灸法

艾灸是用艾草制成的艾绒熏灸穴位,从而达到治病调理身体的作用。在古代,没有今天这样的高效率制作艾绒的自动化设备,艾绒制作困难,市场供应量少,医生都采用治病效率尽可能高的直接灸进行治疗或保健。将艾炷直接放在穴位处的皮肤上燃烧,根据刺激量的大小和瘢痕形成与否,又分有瘢痕灸和无瘢痕灸。

瘢痕灸：又名化脓灸。施灸时先将所灸腧穴部位涂以少量的大蒜汁，以增加黏附和刺激作用，然后将大小适宜的艾炷置于腧穴上，用火点燃艾炷施灸。每壮艾炷必须燃尽，除去灰烬后，易柱再续灸，待规定壮数灸完即止。施灸时由于艾炷火星烧灼皮肤，有剧痛，此时可用手在施灸腧穴周围轻轻拍打，借以缓解疼痛。正常情况下，灸后1周左右，施灸部位化脓形成灸疮。灸疮会有脓水流出，如果没有脓水流出就没有效果。5~6周左右，灸疮自行痊愈，结痂脱落后而留下瘢痕。比较经典的瘢痕灸部位是足三里、三阴交。

瘢痕灸必须由专业的艾灸医生施灸或在其帮助指导下施灸。

无瘢痕灸：施灸时先在所灸腧穴部位涂以少量的凡士林，以使艾炷便于黏附，然后将大小适宜的艾炷，置于腧穴上点燃施灸，当灸炷燃剩五分之二或四分之一而患者感到微有灼痛时，将艾炷移走。若用麦粒大的艾炷施灸，当患者感到有灼痛时，医者可用镊子将艾炷熄灭，然后继续易柱再灸，灸到一定壮数为止。一般应灸至局部皮肤出现红晕而不起泡为度。因其皮肤无灼伤，故灸后不化脓，不留瘢痕。一般虚寒性疾患，均可采用此法。还有药物隔离灸，例如姜片、附子饼等，药物隔离灸相对比较安全、操作也比较简单。

现代化工业设备将艾绒和艾条的生产从手工作坊转移到了工业化流水线，产量得到了极大的提高，艾绒和艾条的价格很亲民。因此为方便普罗大众使用艾灸，人们对艾灸疗法进行了改良，延伸出温灸疗法。即不直接接触皮肤，在穴位的上方进行艾灸，通常有悬灸和艾灸器灸。用随身灸盒进行温灸就是一种非常简便有效的艾灸疗法，也无须对穴位进行精确定位，可以在家里使用，无须专业医生在旁指导。将点燃的艾条装入随身灸盒，再将已装入点燃艾条的随身灸盒装入绒布袋，绑在要艾灸的部位。使用随身艾灸盒艾灸不影响做家务、做工作，只是有一缺点，因艾条燃烧产生的烟雾问题。如使用无烟艾条，疗效稍差一点。

**❷ 艾灸的器具**

竹（木）制艾灸盒：竹制艾灸盒有1~6孔之分，如果要施灸的面积较小，可以选用单孔或双孔灸器，如果施灸的面积较大，像背部、腹部等，可以使用多孔艾灸盒。

纯铜艾灸棒:纯铜艾灸棒有三种型号,小号、中号、大号。小号铜棒配合直径4毫米的无烟艾条,适合做面部美容时使用,中号和大号铜棒适合身体各个部位艾灸。

火龙灸器:火龙罐是比较专业的艾灸器具,一般背部使用较多,使用时要按照经络走向摆放在患者背部督脉上。

随身灸盒:现代发明的艾灸器具,这种灸器使用简单,价格低廉且几乎适合身体的任何部位,使用中可以继续工作。艾灸者可自行调节随身灸盒通气孔大小,温度比较好掌握,而且艾条在相对密封的环境下,产生的热能不易散发、火力均衡、作用时间持久、渗透力强,提高了艾灸的疗效。

以上是几种常用的艾灸器具,还有艾灸箱、艾灸鞋、柱式温灸盒、立式艾灸器等,就不作介绍了。

### ❸ 艾灸保健的主要穴位

使用随身艾灸盒,除一些部位不好绑艾灸盒外,艾灸的部位几乎没有限制,对于平时的无因疼痛,直接在疼痛部位使用随身艾灸盒效果明显。保健艾灸的主要部位:神阙穴、关元穴、气海、命门、大椎穴、中脘穴、膻中穴、足三里、委中穴、三阴交、曲池穴、合谷穴。

小朋友保健艾灸的主要部位是身柱穴。

日常养生保健艾灸常用的穴位:

关元:在腹正中线,肚脐下3寸处。

作用:回阳固脱,增补元气,通调冲任。适用于虚症、神疲乏力、元气不足、腹泻肠鸣、小便频数、月经不调、痛经、带下及慢性病的恢复。

中脘:在腹正中线,脐上4寸处。

作用:调理脾胃,健脾化湿,和胃降逆,安神定志。适用于胃肠功能紊乱、胃痛胃炎、便秘腹泻、呕吐、肠鸣、心慌失眠等病症。是中医治疗脾胃疾病的重要穴位之一。

气海:在腹正中线,肚脐下1.5寸处。

作用:升阳补气,益肾固精。适用于气虚乏力、脘腹胀满、肠鸣腹泻、月经不调等病症。为补气要穴,有强壮和保健的作用。

命门:在第二腰椎棘突下。

作用:补肾壮阳,培元固本,强壮腰脊。适用于肾虚腰脊疼痛、精亏耳鸣、尿频、腹泻、肢冷、神经衰弱等病症,有补阳的作用。

肾俞:在第二腰椎棘突下旁开1.5寸处。

作用:补益脑髓,强壮腰肾,止咳定喘,聪耳明目。适用于肾虚腰痛、腰膝酸软、耳鸣目眩、健忘失眠、月经不调、神经衰弱、诸虚百损等病症。有全身强壮作用,对肾虚、肾炎有一定的作用。

足三里:外膝眼下3寸,胫骨前嵴外侧一横指处。

主治:健脾和胃,扶正培元,疏风化湿,通经活络,益气健脑等。适用于肠胃功能低下、久病体弱、胃痛腹痛、消化不良、便秘腹泻、呕吐、肠鸣、高血压、失眠、半身不遂等病症。为养生保健、治病调理的常用穴位,对美容、减肥亦有一定作用。

三阴交:在内踝直上3寸,胫骨内侧面后缘。

作用:调和气血,通经活络,健脾和胃,消谷化食,调经止痛,宁心安神,补阴除烦。适用于腹胀肠鸣、大便泄泻、月经不调、崩漏带下、痛经闭经、小便不利、神经衰弱、肾虚、失眠健忘、精力不足、容易疲劳等病症。对心、脑病有一定的作用,为主要保健穴。

涌泉:脚底前三分之一与后三分之二交界处。

作用:开窍醒神,宁心安神。适用于头目昏花、失眠、头颈痛、足心热、中风、下肢瘫痪、目涩咽干等病症。

大椎:第七颈椎棘突下。

作用:发热、感冒、疟疾、急慢性支气管炎、支气管哮喘、肺结核、精神分裂症、癫痫及阳气不足引起的四肢发凉、肩背冷痛、身体虚弱等,灸之可以增强卫气功能、疏风散寒、解表退热。

曲池穴:在手肘关节弯曲凹陷处。

作用:治疗肩肘关节疼痛、上肢瘫痪、高血压、荨麻疹、流行性感冒、扁桃体炎、甲状腺肿大、急性胃肠炎等。应对神经性牙疼,配合合谷穴,效果较好。

合谷穴:在第一、二掌骨之间,俗称虎口

作用:有通经活络、清热解表的功效,可以治疗发热恶寒、头痛、咽喉肿痛、耳鸣耳聋、疔疮、经闭、荨麻疹等许多病症,感冒时艾灸合谷对鼻塞、流清涕特别有效,对神经性牙疼也很有效。需要注意的是,如果左鼻塞(左侧牙疼)应灸右合谷,右鼻塞(右侧牙疼)则灸左合谷。

委中穴:在腘横纹中点,股二头肌腱与半腱肌腱中间,即膝盖里侧中央。(委中穴不宜直接灸,温煦灸很合适)

作用:坐骨神经痛、小腿疲劳、肚子疼痛、脖子酸痛、腰部疼痛或疲劳、臀部疼痛、膝盖疼痛。

## (三)拔火罐

拔火罐是传统的治疗方法,拔火罐是泄,作为一种保健方法,不宜经常使用。

### ❶ 火罐的分类

拔火罐治疗疾病最早的文字记载是281～361年间的晋代葛洪著的《肘后备急方》,当时拔火罐用器物为牛角。后来牛角筒逐渐为竹罐、陶罐、玻璃罐代替,治疗范围也从早期的外科痈肿扩大到风湿痛、腰背肌肉劳损、头痛、哮喘、腹痛、外伤瘀血、一般风湿感冒等。

传统火罐:利用热胀冷缩的原理,排去空气。即借燃烧时火焰的热力,排出罐内空气,使之形成负压而吸附于皮肤上,称火罐法。火罐又可分为四种:一是投火法,用小纸条点燃后,投入罐内,不等纸条燃完,迅即将罐罩在应拔部位上,即可吸于体表。二是内火法,以镊子夹住点燃的酒精棉球,在罐内绕一圈,迅即将罐罩在应拔部位上,即可吸住。三是贴棉法,用1厘米见方的棉花一块,不要过厚,略浸酒精,贴于罐内壁中段,然后点着,罩于选定的部位上,即可吸住。四是架火法,用一不易燃烧及传热的块状物,直径2～3厘米,放在被拔部位上,上置小块酒精棉球,点燃后将罐扣上,可产生较强吸力,使罐吸住。传统火罐由于要点火,有一定的危险性。

抽气真空罐:这是一种现代发明的拔火罐器物,罐顶有可拆卸的橡皮单向阀,还有一个手动抽气泵,先将抽气罐紧扣于需要拔罐的部位上,用手动抽气泵从橡皮阀中抽出罐内的空气,使罐内产生负压,即能吸住。抽气真空罐负压可以远远超过传统火罐,同时抽气真空罐也没有火星和烫伤之虞,比较安全。

### ❷ 火罐用法

单罐:用于病变范围较小或明显压痛点部位。可按病变或压痛范围大小,选取适当口径的火罐。如胃病在中脘处拔罐;肱二头肌长头肌腱炎在肩内陵(肩前穴)处拔罐;冈上肌腱炎在肩髃处拔罐等。

多罐:用于病变范围较广泛的疾病。可在病变部位吸拔数个乃至排列吸拔十数个罐,称为"排罐法"。如某一肌束劳损时可按肌束位置成行排列拔罐。治疗某些内脏器官瘀血时,可按脏器解剖部位在相应体表反射区纵横排列拔罐。

闪罐:吸拔后即起去,反复多次。即将罐拔上迅即起下,再拔上,再起下,如此反复吸拔多次,至皮肤潮红为止。多用于局部皮肤麻木或机能减退的虚证。

留罐:吸拔后留置一定时间。拔罐后通常留置 5～15 分钟,特殊情况可以加长时间以达到效果。罐大吸拔力强的应适当减少留罐时间,肌肤瘠薄处,留罐时间不宜过长,以免损伤皮肤。

推罐:又称走罐,吸拔后在皮肤表面来回推拉。一般用于面积较大,肌肉丰厚处,如腰背、臀髋、腿股等部位。须选用口径较大的罐,罐口要平滑,玻璃罐最好,先在罐口处涂一层薄薄的凡士林之类的油脂,将罐吸上后,以手握住罐底,稍倾斜,即后半边着力,前半边不用力略向上提,慢慢向前推动,如此上下左右来回推拉移动数十次,至皮肤发红或发紫。

### ❸ 火罐与其他方法的结合

药罐:用中药煎煮竹罐后吸拔,称煮药罐。或在罐内存贮药液,称贮药罐。煮药罐:将配制成的药物装入布袋内,扎紧袋口,放入清水煮至适当浓度,再将竹罐投入药汁内煮 15 分钟,使用时,按通常的火罐法拔于需要的部位上,多用于风湿病等症。

针罐:在留针的过程中,加拔罐。即先在一定的部位施行针刺,待有酸、胀、痛、麻等得气感后,留针原处,再以针刺点为中心拔罐。多用于风湿痛的治疗。

针药罐:在留针过程中,加拔药罐。即先针刺,得气后留针,再以针刺点为中心,加拔药罐。

刺络拔罐：用三棱针、皮肤针等刺出血后加拔罐。即用三棱针或皮肤针等叩刺病变局部或小血管，使潮红、渗血或出血，然后加拔火罐。适用各种急慢性软组织损伤、神经性皮炎、皮肤瘙痒、丹毒、神经衰弱、胃肠神经症等。

**④ 拔罐禁忌证**

孕妇、月经期女性、肌肉枯瘦之人、6岁以下儿童、70岁以上老人、患水肿病、活动性肺结核、急性传染病、出血倾向疾病的人均不宜用拔罐疗法。眼、耳、乳头、心区、大血管通过的部位、骨骼凸凹不平的部位、毛发过多的部位等不宜拔罐。

注意事项：

发泡拔罐法对于糖尿病患者不合适。

高热、抽搐、痉挛等症，皮肤过敏或溃疡破损处，孕妇腰骶部及腹部均须慎用。

针罐并用时，须防止肌肉收缩，发生弯针，并避免将针撞压入深处，造成损伤，胸背部腧穴均宜慎用。

起罐时手法要轻缓，以一手抵住罐边皮肤，按压一下，使气漏入，罐子即能脱下，不可硬拉或旋动。

拔罐后一般局部皮肤会呈现红晕或紫绀色瘀血斑，此为正常现象，会自行消退。由于留罐时间过长而引起的皮肤水泡，可用针刺破，放出泡内液体，要防止擦破以免感染。

**⑤ 几个常用的保健拔罐法**

（1）腰椎间盘突出和颈椎压迫的拔罐保健：反复拔罐法。

腰椎间盘突出系指由于腰椎间盘髓核突出压迫其周围神经组织而引起的一系列症状。临床统计表明，腰椎间盘突（脱）出症是骨科门诊最为多见的疾患之一，也是腰腿痛最为多见的原因。对中年人，尤其是中年白领来说，腰椎间盘突出是多发病、常见病。长期的坐姿工作以及坐姿不端，一般都会有腰椎间盘突出的问题，人到中年腰椎间盘突出引发的不适基本会到无法忍受的程度。

颈椎病又称颈椎综合征，是颈椎骨关节炎、增生性颈椎炎、颈神经根综合征、颈椎间盘脱出症的总称，是一种以退行性病理改变为基础的疾患，主要由于颈椎长期劳损、骨质增生，或椎间盘突出、韧带增厚致使颈椎脊髓、神经根或椎动脉受压，出现一系列功能障碍的临床综合征。表现为颈椎间盘蜕变本身及其继发性的一系列病理改变，如椎节失稳、椎节松动、髓核突出、骨刺形成、韧带肥厚和继发的椎管狭窄等，刺激或压迫了邻近的神经根、脊髓，椎动脉及颈部交感神经等组织，并引起各种各样症状和体征的综合征。

采用中医拔罐和艾灸疗法见效快，无损伤。腰椎间盘突出的拔罐疗法是这样的：

第一次在腰椎病患处拔罐，留罐时间为 45 分钟左右。留罐至 30 分钟后，可能出现奇痒，随即出现水泡（也可能不出水泡，但罐中有水出现），再过 15 分钟取下。拔罐后将水（血）泡挤掉。在腰椎处拔罐一般不用针刺罐和药罐。第二天（24 小时后）再次在同处拔罐，留罐 45 分钟。第三天继续在同处拔罐，留罐时间依然是 45 分钟。一直拔到腰椎病患处结痂，整个过程一般需持续 7 天左右。待腰椎拔罐处结痂脱落，腰椎间盘突出的问题也基本解决了。为了弥补拔罐泄的损失，建议结痂脱落后对腰椎温灸 7 天，每次 15 分钟左右。

很多人担心在拔罐过程中出现水（血）泡，留罐时间不超过 15 分钟左。如果留罐时间不超过 15 分钟，用这个方法也可以解决腰椎间盘突出的问题，只是拔罐次数要增加很多。在没有犯腰椎间盘突出的时候，可以用这个方法作为腰椎的保健手段，阻止腰椎间盘突出的发展，选择在天气暖和的时候对腰椎进行留罐时间不超过 15 分钟的拔罐，另外再进行的艾灸温煦补偿。

对于颈椎压迫的拔罐疗法和腰椎间盘突出的拔罐方法完全一样，拔罐的位置在大椎穴。

（2）对付热疖子的拔罐方法

热疖子是单个毛囊及其周围的急性化脓性感染。如果热疖子出现在表皮，采用皮肤消毒的方法就可以处理。但有时热疖子会出现在皮肤的深处，一般的消毒和局部消炎方法无法奏效，这时可能需要进行外科手术了。采用拔罐疗法非常简单，对于一般的热疖子，只要对着热疖子拔罐 10 分钟左右（宜选小罐，为避免出现水泡，一般不超过 15 分钟），一次拔罐就可治愈。对于深处发展起来的热疖子，连续 3 天，每天拔一次也可较快解决问题。

# 十二、绿色疗法，看病选中医还是选西医

系统地安排自己的健康生活模式，把自己照顾好，争取不生病、少生病、不生恶性病。但事实上，生病是难免的，生了病就要看医生。看中医还是看西医？这时候需要自己有一个判断。

## （一）中医西医都是好东西

中医是民族瑰宝，回望五千年的历史，没有中医我们或许早就无影无踪了，而我们却是历史上一直都是人口最多的国家（印度人口要超过我们可能是当下的事），这得益于有中医的庇护。中医有伟大的历史贡献，必有其科学的价值。中医经典名著《黄帝内经》《伤寒论》《金匮要略》都是公元前成书并流传于世，中医对很多疾病的治疗方法是简易、实用、安全、有效的，它适应了当时的物质条件，尤其是《黄帝内经》系统地提出了治未病的思想，《黄帝内经》是保健工作最早的先驱。总体来说，中医适宜于农耕时代的对医学的需求，中医便宜、实用、有效。

西医也是宝，虽然进入中国的时间不长，但对国民健康贡献巨大。因为对于一些特定情境，西医有极好的处理方法，中医也确实没有很好的对策。

一是抗生素的发现和使用。在抗生素引入之前，人们对刀伤、枪伤没有很好的对策，对肺炎、结核病等也没有很好的措施。中医虽然有云南白药等创伤药、有正骨术等很好的医术，但是一旦伤口感染细菌，被感染者很可能丧命于败血症。在战争中，很多伤兵因创口感染而丧命。肺结核等结核病在那个时代也是不治之症。自从抗生素发现以来，人类对于细菌感染不再害怕

了，青霉素、链霉素、红霉素、金霉素、头孢霉素等的发现及其合成使人类在与细菌的斗争中取得了重大胜利，人类平均寿命也有了极大的提高，肺炎、结核病等不再是不治之症，创口感染也不再是要命的事。

二是外科消毒技术。中国古代没有对细菌的认识，也没有科学、系统的消毒技术。因此在古时，受外伤后的感染率很高，感染后的死亡率也很高。在引入西医前，女性的分娩极具感染风险，新生婴儿也极具感染风险，因此母婴的死亡率从前是很高的，女性生孩子就是从鬼门关走了一遭。中国古代也有消毒技术，只是用得很窄，就是用于针灸的银针，由于金属银及其氧化物有杀菌功能，因此用于针灸的银针无须消毒就有相当的安全性。细菌的发现及其消杀方式的推广，使外科治疗的细菌感染大大降低，加上抗生素的使用，使外伤导致感染后死亡的情况基本消除，从而挽救了大量的生命。

三是疫苗的发现和使用。虽然中医在古代也有人痘法对付天花的传播，但方法不系统，没有形成理论，安全性也不是很高。西医运用减毒、灭活、重组基因等方法研制、生产疫苗，在人类与疫病的斗争中取得了重大胜利，消灭了天花、灰质脊髓炎等死亡率极高的疫病。流感疫苗的广泛接种，也使更多老人更加长寿。在过去是"人生七十古来稀"，现代是人生八十不稀罕。

## （二）中西医诊断方法对比

中医和西医遵循不同的发展路径，中医和西医医学逻辑是不同的，诊断方法也迥异。中医的诊断方法是望闻问切，遵循的是五行学说和经络理论，医生不需要携带什么仪器设备，只要背一个药箱就可以解决很多问题。因此，看中医门诊很方便，在旧时代中医是可以上门看病的，中医看病是行医，一般是一个师傅带一个徒弟，医生可以在家坐诊，也可以出门给人看病。行医的"行"就是外出的意思。

到西医看门诊，医生第一个医嘱一般是开一个化验单，医生看到检验结果后可能会开出第二检验医嘱，也可能就下诊断了。但是，目前还没有便携式的化验室，另外化验师、各种检测设备的操作也是一种专业、职业，医生基本上是不兼职的。因此西医是不可能去"行医"给人看病的，西医的医生给人看病是"执业"，不是"行医"。随着诊断技术的发展，诊断仪器变得越来越复杂,越来越庞大,诊断的指标越来越多。因此,西医对诊断仪器的依赖也越来越严重。血象检测是常规检查,再复杂一些会有内窥镜、B超、X光机、CT(断层扫描)机、核磁共振仪……在西医治疗费用中,医学诊断仪器的使用费占了相当高的比例。

到医院看病,中医有误诊,西医也有误诊。误诊对医生和医院来说都是一件尴尬事,解决误诊也是医学科研的一个主攻方向。为解决误诊,发达国家不惜工本开展医学检测科研,不仅想从血液、唾液、鼻子分泌物、小便、大便等的分析来判断疾病,还想通过科学仪器的探测来判断疾病。中医诊断技术原本是望闻问切,但要学好望闻问切不是三年五年就能学好、让病家信任的。随着诊断技术的发展,也因为病家的疑惑,新中医和老中医也开始借助西医的诊断技术。因此到中医院看病,也经常要求做血液检测、做B超检测,甚至做CT检测等。可以说中医的望闻问切已经被现代中医放弃了不少。

## (三)看病选中医还是选西医是一个有冲突的问题

在疾病的治疗上中医和西医有各自独特的方法,也有相结合的方法。凡是细菌感染或有感染细菌风险的,一定得西医来治或西医来配合,所以通常外科是西医的,妇产科也是只有西医院才有,中医院只有妇科,没有妇产科。现代中医外科在与西医外科的竞争中已经基本没有多少生存空间了。但是在跌打损伤、毒虫叮咬等方面中医治疗极具特色,效果也很好(例如在对付毒蛇咬伤时,中医有效果很好的办法,中医外科对付从身体内部发出的疮毒也很有办法。)

生病是身体阴阳不平衡,有偏向。药也因为有偏性才能治病,凡药三分毒,因此药不能长期连续吃。在中医,一段时间病没有治好,医生会转方,根据患者的情况及时调整处方。

西医是循证医学,比如对于高血压,有一种有效的药物,医生可能会让患者长期服用。但是长期服用一种药,可能会引发另一种疾病,比如长期对胃黏膜的刺激造成胃溃疡,长期的自主神经抑制可能会加快年长者阿尔茨海默病的发展。

对于很多疾病,人体都有自愈能力,通过对身体的调理、刺激可以激发、提高自愈能力。因此，不吃药可以痊愈的，尽量不吃药，不打点滴就能治好的尽量不打点滴，可以吃中成药解决的尽量不吃抗生素。但是到医院看病，怎么诊治？还得听医生的。

下面举一些案例，这些案例可能还是有争议的，但有一些借鉴意义。

### ❶ 安装支架并不是冠心病的合理治疗方案

冠心病是我国居民死亡的首位病因，冠心病患者人群巨大。冠心病发病进程凶险，常常是"英年早逝"的罪魁祸首。安装血管支架介入治疗是当前针对冠心病的治疗手段之一。2015 年我国官方统计支架安装手术量逾 56 万例。

安装支架暂时解决了心血管的狭窄问题，并没有根除冠心病的病因。因此，很多患者安装了支架之后，冠心病依旧在发展。然后为了续命就要第二次，甚至第三次安装支架。下面谈一谈著名人物美国前总统克林顿的冠心病治疗案例，非常值得大家借鉴。

2010 年 2 月 11 日，64 岁的美国前总统克林顿因心脏不适住进医院，并于当日做了心脏介入手术。医生在克林顿的冠状动脉放置了两个支架，保证了动脉血管的通畅，以治疗心脏缺血导致的心肌梗死。早在 2004 年，他就因心肌梗死做了心脏搭桥手术。时隔 6 年，克林顿心猝再发。其实，6 年前克林顿接受心脏搭桥手术时，医生就大胆预言，克林顿的冠状动脉还将面临狭窄并再次接受治疗。美国医生之所以做出如此大胆的预言，一方面缘于科学，另一方面缘于很多冠心病危险因素都能在克林顿身上找到。

克林顿从 2010 年出院开始接受医生的建议，日常饮食不再以肉食为主，而是以素食为主。数月后体重就减轻了 10 千克。克林顿对美国有线电视新闻网的记者说："我很幸运没有死于 2004 年那场心脏病发作。2010 年，我的心脏第二次出现问题，我那时就想我还能不能活到成为外祖父的那一天。现在，我每周只吃一次鲑鱼。能少吃乳制品和肉，感觉真好。"之后克林顿没有再动过心脏手术。

改变糟糕的生活习惯，让生活在健康的轨道上运行，才是解决冠心病的正确方式。安装支架不仅费用高昂，没有根本解决问题，而且还有不良反应。当然问题并不是如此简单，正如本书的副标题，健康是一项系统工程，解决冠心病也是一项系统工程。如果今天是第一次冠心病发作,那就从今天开始,进入健康的生活形态,因血管狭窄而发生的冠心病将因你开始健康的生活而渐行渐远。

中医和西医都有各自处理冠心病的方法。西医可以提供扩张血管,增加血管弹性的药物,中医也有可以扩张血管,增加血管弹性的中药。

但解决血管狭窄问题的根本方法还是健康的生活方式,安装支架只能解决当下之急,事实上中医和西医都有解决当下之急的其他措施。不解决生活方式问题,过几年还得重来,而且费用很高。

### ❷ 儿童咳嗽的治疗

儿科门诊 50％以上的患儿以咳嗽为主诉就诊[①],但同时儿童咳嗽误诊率在 25％左右[②]。

儿童咳嗽原因很复杂,作为感冒并发症的情况比较常见。但急慢性咽炎、气管炎、支气管炎、哮喘、肺炎等也是以咳嗽为主要症状。

比较不引起注意的是积食引发的儿童咳嗽。由于儿童脾胃发育尚未健全,而家长往往都有让小孩多吃一点的心态,小朋友吃的东西过多,胃肠的负担不起(积食过程),影响了脾胃的运化,脾胃不能把这些饮食转化成营养,输布出去,就会转化成痰浊。

中医认为痰是由脾胃而生的,即"脾为生痰之源"。痰生成之后储藏在肺,肺为"储痰之器"。肺中有许多痰,必然要排出,痰一上喉咙,就引发咳嗽。小朋友积食严重,吃得越多,胃肠的负担越重,受到的伤害越重,痰生成得越多,所以临床上,常见到胖胖的儿童更容易咳嗽。吃得太多或经常吃高营养、高蛋白的油腻食物,也容易发生咳嗽。因为这类食物大多是容易"上火"的食物,同时也是生湿生痰的食物,儿童爱吃的甜食或冷饮,也是生湿助痰的食物。

对于儿童感冒并发的咳嗽,西医已经有经过反复验证有效的诊治方法,基本都认为儿童咳嗽与炎症有关。有的小孩被家长带着转来转去看医生,咳

---

① 《呼出气一氧化氮用于儿童咳嗽变异性哮喘诊断的临床研究》,中国现代医药杂志 2014 年 11 月第 16 卷第 11 期,作者:冯敏　张文选　陈颖　时利玲　柴焕然。

② 《误诊为上呼吸道感染的儿童咳嗽变异性哮喘 26 例临床分析》,《临床误诊误治》CAS　2021 年第 11 期 9—11,共 3 页。作者:赵文生　刘亚娜　张晓鸣。

嗽没有治好，各类抗生素基本吃了一遍，小朋友脾胃受损严重，体质大受影响。由于长时间不能好转，被医生诊断为过敏性体质，发展到后面出现哮喘、打呼噜，又被诊断为鼻腺样体肥大。为了解决小朋友打呼噜的问题，就可能出现切除部分腺样体的医嘱。

建议有比较顽固咳嗽的儿童，或者被诊断为过敏性咳嗽的小朋友家长，带小朋友检查一下是否有积食或比较严重的脾虚，诊治对症了咳嗽就能很快好转。

### ③ 肠梗阻要不要开刀

肠梗阻不是一种高发病，但是中医和西医诊治差异大，诊疗费用和患者处遇也是天差地别。肠梗阻在成年人和小朋友身上都有可能出现，在我认识的人中间已经有两起了，一起是被医生开了一刀，住院治疗好多天才出院，肚子上还留下了手术的疤痕。另一起是医生预备开刀前，被推荐先试一下推拿后，患者顺利地解出大便，免于开刀的痛苦。

一个人三天拉不出大便就是一个大问题，是成年人自己，情绪会进入焦灼状态，是家长也会焦虑，都会去试一下开塞露。开塞露还不能解决问题时，就会无奈地去看医生。如果看中医，中医会有很多对策，通过望闻问切，再辩证一下，开一个卸肠热的汤药。如果是到推拿门诊，就直接推拿卸肠热的穴位，推拿肚子。如果是看西医，开塞露不管用，可能就会上泻药，再不管用可能就准备下定论是肠梗阻，预备开刀了。有没有中医解决不了的肠梗阻？可能会有，但建议还是先试中医，先不动刀，费用不会很高，动了刀不仅费用高，还会有一段时间影响生活、学习和工作，毕竟中医诊治会在两小时内见分晓，用两小时确认中医是否有效这个成本和风险是可以接受的。

### ④ 失眠顽症看中医

西医治病是需要循证的，故而在科研上会努力找出失眠的机理，发现睡眠过程是神经抑制过程，就去找抑制神经的物质，分析物质结构，最后在药厂或实验室生产这种物质，先在动物身上进行测试，在用于临床前还要进行一定范围的人体试验。西医医生给患者开的药方就会有安眠药，非常直接，效果很好，但是药不能停，一停药老问题就会重现，甚至更加严重，但是一种药用的时间长了也会出现耐药性，因此西医开发了多种安眠药。西医的治疗其实是介入治疗,期望生理过程在介入之下直接回归正常。这是治标的过程,当然西医是想努力实现治本过程的,但是认识根本原因,摆脱介入治疗还有很长的路。

中医对失眠的认识比较复杂,在中医看来,失眠的主要原因是心神不宁、心肾不交、脾胃不和。医生在这三个要点上根据病家的实际情况进行辩证,找到失眠原因然后对症下药,是要解决引发失眠的原因,治疗过程也是改善体质的过程。因此,失眠症看中医比较合适。

# 十三、医改畅想

生在中国真的很幸运,有中医和西医在共同护佑你,在你生病的时候可以自由选择。生在中国还有一项天大的福利,生病了马上可以到医院去看医生,不需要等待。在西方发达国家,医疗资源不足以应对居民因病就医的需求,看病可是要预约的,而且可能需要很长时间的等待。

医改事关国家财政、卫生系统建设、医护人员、全国老百姓的切身利益。近些年,医保基金支出的数量级是万亿元,占 GDP 的比重已超过 2%,数额着实巨大,因此医改是件天大的事。在推进医改的过程中,面对的现实是全国卫生支出暴涨,无论是国家财政还是地方财政还是个人账户,都在暴涨。2018 年全国卫生总费用预计达 57 998.3 亿元,其中:政府卫生支出 16 390.7 亿元(占 28.3%),社会卫生支出 24 944.7 亿元(占 43.0%),个人卫生支出 16 662.9 亿元(占 28.7%)。人均卫生总费用 4 148.1 元,卫生总费用占 GDP 百分比为 6.4%

2019 年全国卫生总费用预计达 65 195.9 亿元,其中:政府卫生支出 17 428.5 亿元(占 26.7%),社会卫生支出 29 278.0 亿元(占 44.9%),个人卫生支出 18 489.5 亿元(占 28.4%)。人均卫生总费用 4 656.7 元,卫生总费用占 GDP 百分比为 6.6%

2020 年全国卫生总费用预计达 72 306.4 亿元,其中:政府卫生支出 21 998.3 亿元(占 30.4%),社会卫生支出 30 252.8 亿元(占 41.8%),个人卫生支出 20 055.3 亿元(占 27.7%)。人均卫生总费用 5 146.4 元,卫生总费用占 GDP 百分比为 7.12%

2021 年全国卫生总费用初步推算为 75 593.6 亿元,其中:政府卫生支出

20718.5 亿元,占 27.4%;社会卫生支出 33920.3 亿元,占 44.9%;个人卫生支出 20954.8 亿元,占 27.7%。人均卫生总费用 5348.1 元,卫生总费用占 GDP 的比率为 6.5%

支出惊人增长的背后是需求的确实增长:

2018 年普通门急诊 17.1 亿人次,比上年增长 8.8%;门诊慢特病 2.1 亿人次,比上年增长 12.7%;住院 0.6 亿人次,比上年增长 6.7%。

2019 年普通门急诊 18.1 亿人次,比上年增长 5.8%;门诊慢特病 2.6 亿人次,比上年增长 19.4%;住院 0.6 亿人次,比上年增长 6.8%。

2020 年普通门急诊 15.0 亿人次,比上年减少 16.7%;门诊慢特病 2.3 亿人次,比上年减少 8.8%;住院 0.5 亿人次,比上年减少 12.3%。

2021 年普通门急诊 17.23 亿人次,比上年增长 14.5%;门诊慢特病 2.58 亿人次,比上年增长 10.6%;住院 0.59 亿人次,比上年增长 11.8%[1]。

2020 年的下降,显著的影响因素是全国范围的新冠肺炎疫情防控工作,全国各地门诊开放不正常,使正常的门急诊量锐减。

因此,财政支出的快速增长,使各级财政部门感受到了压力,中国部分地区的医保基金开始出现赤字,医保制度的可持续性受到考验。究其原因,一方面是筹资机制不够完善,筹资责任过度向单位和政府集中,政府负担比率过高;另一方面是报销比率快速提高,部分地区职工医保报销比率超过 90%。在经济下行压力较大、GDP 增速放缓的情况下,卫生总费用不能再继续维持前几年的高速增长,否则将导致医疗卫生制度不可持续,财政部社会保障司的建议是合理调整政府、单位和个人筹资分担比率;完善个人账户,逐步开展门诊费用统筹;坚持适度保障的原则,避免过度攀比发达国家保障水平,引导群众形成合理预期。同时,大力发展商业健康保险。[2]

一个 14 亿人口的发展中大国,如果医保体系依赖国家财政支撑,用于发展资金就会不足,医疗支出需要国家、社会和个人一起合理分担。

国家、社会和个人都需要设备先进、设施良好,能满足广大人民群众就医

---

① 数据来源于历年的全国医疗保障事业发展统计公报
② 《财政部:建议调整政府单位个人医保筹资分担比例》,http://m.people.cn/n4/2017/0217/c120-8417499.html? jid=1

需求的现代化的医院,需要一支训练有素、技艺精湛,能满足广大人民群众就医需求的医护人员队伍。国家希望不花太多的钱,能办很多事,基本解决人民群众就医难。医护人员想收入多一点,有体面的生活。老百姓想少支出一点,不至因病致贫。

因此,医改怎么改都是一件难事,国外可借鉴的成功经验不多。无论是美国的、德国的、英国的、法国的模式,医疗体系都不能让各方都满意。中国的医改,只有在借鉴他人经验教训的同时,探索自己的医改路径了。

2009年,国务院出台最新医药卫生体制改革近期重点实施方案(2009—2011年),其中重点提出五项改革:一是加快推进基本医疗保障制度建设,二是初步建立国家基本药物制度,三是健全基层医疗卫生服务体系,四是促进基本公共卫生服务逐步均等化,五是推进公立医院改革试点。以此五项重点改革,旨在着力解决群众反映较多的"看病难、看病贵"问题。

2012年,3月21日,国务院印发《"十二五"期间深化医药卫生体制改革规划暨实施方案》,提出到2015年,"个人卫生支出占卫生总费用的比率降低到30%以下,看病难、看病贵问题得到有效缓解。"当年8月30日,卫健委、财政部等公布了《关于开展城乡居民大病保险工作的指导意见》。开展大病保险,对城乡居民因患大病发生的高额医疗费用给予报销,目的是要解决群众反映强烈的"因病致贫、因病返贫"问题。

2021年,为加快健全维护公益性、调动积极性、保障可持续的公立医疗机构运行新机制,国务院医改领导小组推广福建省三明市经验,深化医药卫生体制改革,要求进一步加大力度推广三明医改经验,深化医疗、医保、医药联动改革。

以"大病重病在本省解决、常见病多发病在市县解决、头疼脑热等小病在乡村解决"为目标,意见明确各地学习三明坚持人民至上、敢为人先的改革精神,由地方党委或政府主要负责同志担任医改领导小组组长,充分发挥医改领导小组的统筹协调作用。要求各省市常态化制度化开展药品耗材集中带量采购,建立医疗服务价格动态调整机制,深化公立医院薪酬制度改革,深化医保支付方式改革,推进医疗联合体建设,增强县级医院临床专科能力,健全家庭医生签约服务,加强乡村医生队伍建设等。

在常态化制度化开展国家组织药品耗材集中带量采购工作方面,意见明确要逐步扩大采购范围,力争2022年底前采购药品通用名数超过300个。"十四五"期末,每个省份国家和省级组织的集中带量采购药品通用名数要超过500个。

在深化医保支付方式改革方面,意见提出要推行以按病种付费为主的多元复合式医保支付方式,逐步减少医保基金按项目付费的比例,提高按疾病诊断相关分组付费、按病种分值付费、按床日付费、门诊按人头付费等医保支付方式所占的比率。到2025年,按疾病诊断相关分组或按病种付费的医保基金占全部符合条件的住院医保基金支出的比率达到70%。

医改最核心的问题始终是钱的问题。离开了钱,和人口分布相适应的现代化的医院、现代化的设施、一支庞大的医护人员队伍,就养不起,维护人民群众健康的药品也用不起。无论医改怎么改,医疗服务继续涨价。虽然医改后的采购机制下,不会出现个人用的天价药,但是医药费总支出一直在上涨。对比2017年,上海市物价局等部门联合下发的《关于调整本市部分医疗服务价格的通知》和2010年版《关于调整本市部分医疗服务价格的通知》,各项费用都有调涨,全国其他各省市情况基本相似。

无论医改怎么改,诊疗的新药、新设备、新技术一直在推动人均医药费继续涨价。治疗手段的发展是生物医学科研推动的,科学家们在研究生命机理的同时,不断推出新药。由于前期科研投入巨大,因此新药上市的价格也是极其高昂。

无论医改怎么改,老龄化也是推动人均医药费继续涨价的一个重要原因。在服务全民的医疗支持下,全国人民的预期寿命明显提高,同时老龄化人群增加,社会深度老龄化,老年病发病人群迅速扩大,由此带来的就治难度和就医频次迅速提高,因此也在推动人均医疗费用升高。

推进医改,牵动国家、地方政府、医院、医护人员和广大人民群众的重大利益,实现国家医改战略目标也是一项系统工程。虽然我们已经迈出了坚实的步伐,人民群众获得了实实在在的好处,但财政部门、地方政府还是感觉到了巨大的财政压力。如果能减少人均医疗支出,财政压力就会减轻,很多想推进的项目就会比较易于下决心并加快医改进程。如何减少人均医疗支出?不应从人民群众多支付医疗费用比例上动脑筋,而是要提高人民群众身体健康水平,让人民群众尽量做到不生病、少生病,不生恶性病,使门诊量减少、住院人数下降,使医生每日人均服务量减少，使患者能得到更加细致、更高水平的诊治，同时降低国家医疗总支出，使国家财政和地方财政能负担得起全民健康医疗保障。

所以把自己照顾好太有意义了，健康真的是一件个人的大事、家庭的大事、单位的大事，也是国家的大事。当然健康也是一项系统工程。

# 后 记

在同学的鼓励和催促下,终于完成了书稿。此书是向大家提供一种健康观念,不一定完全正确,但至少提出了一个概念——健康是一项系统工程。解决健康问题不是一招两式就能搞定的,要有一个系统的健康观念,有一个健康的生活模式。

希望生活在这个世界上的所有人都关注健康,学会健康生活,能把自己照顾好。有一个健康的生活方式,在把自己照顾好的同时,把亲人照顾好,少一些心痛,少一些烦扰,少一些后悔;多一些天伦之乐,多一些欢声笑语,多一些家庭幸福。